中国医学临床百家·病例精解

首都医科大学附属北京地坛医院

妇产科相关感染性疾病
病例精解

金荣华 ◎ 总主编

李 丽 ◎ 主 编

科学技术文献出版社
SCIENTIFIC AND TECHNICAL DOCUMENTATION PRESS

·北京·

图书在版编目（CIP）数据

首都医科大学附属北京地坛医院妇产科相关感染性疾病病例精解 / 李丽主编. —北京：科学技术文献出版社，2024.3

ISBN 978-7-5235-1183-1

Ⅰ.①首… Ⅱ.①李… Ⅲ.①妇科病—感染—病案 Ⅳ.① R711

中国国家版本馆 CIP 数据核字（2024）第 030501 号

首都医科大学附属北京地坛医院妇产科相关感染性疾病病例精解

策划编辑：蔡 霞 责任编辑：袁婴婴 责任校对：王瑞瑞 责任出版：张志平

出 版 者	科学技术文献出版社
地 址	北京市复兴路15号 邮编 100038
编 务 部	（010）58882938，58882087（传真）
发 行 部	（010）58882868，58882870（传真）
邮 购 部	（010）58882873
官方网址	www.stdp.com.cn
发 行 者	科学技术文献出版社发行 全国各地新华书店经销
印 刷 者	北京虎彩文化传播有限公司
版 次	2024 年 3 月第 1 版 2024 年 3 月第 1 次印刷
开 本	787×1092 1/16
字 数	144千
印 张	13.25
书 号	ISBN 978-7-5235-1183-1
定 价	118.00元

首都医科大学附属北京地坛医院病例精解

编委会

首都医科大学附属北京地坛医院
妇产科相关感染性疾病
病例精解

编委会

主编简介

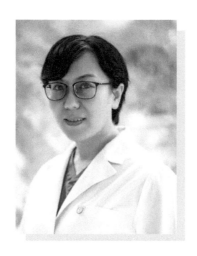

李丽

　　首都医科大学附属北京地坛医院妇产科主任，主任医师，硕士，毕业于北京医科大学（现北京大学医学部）。在妇产科感染性疾病的诊治及传染病母婴阻断方面具有丰富的临床经验和深厚的专业基础。担任中国民族医药学会妇科专业委员会常务理事、中国中医药信息研究会妇科分会副秘书长、中国人体健康科技促进会心脑血管危重症产科专业委员会委员等多项社会职务。

序 言

疾病诊疗过程，如同胚胎发育过程，在临床实践的动态变化中孕育、萌发、生长和长成。这一过程需要逻辑思维和临床推理，充满了趣味和挑战。临床医生必须知道如何依据基础病理生理学知识来优先选择检查项目并评估获得的信息，向患者提供安全、可靠和有效的诊疗。

患者诊疗问题的解决，一方面，离不开医生与患者面对面的沟通交流；另一方面，在以上基础上进行临床推理（涉及可清晰描述的、可识别的和可重复的若干项启发性策略），这一过程包括最初设想的形成、一种或多种假设的产生、问诊策略的进一步扩展或优化，以及适当临床技能的应用，最终找到病症所在。

以案为思，以案促诊。"首都医科大学附属北京地坛医院病例精解"丛书中的每个病例都按照病历摘要、病例分析和病例点评进行编写。读者从中可以了解到在获得病史、体格检查信息后，辅助检查项目和诊断措施在每个病例完整资料库的构建中各自所起的作用和相对的价值。弄清主诉的细节，决定哪些部位和功能需要检查，评估所得到的信息，并决定还需要做些什么。书中也有部分疑难病例给出了大量的病症确诊技术应用实例，而这些技术正是临床医生应该带入临床思维活动中并学会选择的。病例分析和病例点评呈现的是临床医生的逻辑思维与积累的临床经验的融合及应用，也包括新技术的应用和对疾病的新认知，鼓励读者在阅读每个案例后提出自己的逻辑推理，然后与编者的逻辑相比较，以便提升自己的诊疗技能，尽可能避免使用不必要的诊断措施。

　　"地坛人"与传染病和感染性疾病的斗争历经 76 载风雨，医院由单一的传染病科发展成为集防、治、保、康为一体的大型综合医院，以治疗与感染和传染相关的急、慢性疾病为鲜明特点，在临床诊疗中积累了丰富的病例资源。本丛书各分册编委会结合感染性疾病和本学科疾病谱特点，力争展现在诊疗中如何获得并处理患者信息，正确使用临床诊断技巧，得出合理、可信的诊断结论，制订诊疗计划，关注患者结局，提升患者就医体验和减轻患者疾病负担。以丛书形式出版旨在体现临床学科特点，与广大同人分享宝贵经验，拓展临床思维，提升诊疗水平，惠及更多的患者。

　　本丛书的编写凝聚了首都医科大学附属北京地坛医院专家们的智慧，得到了密切合作的兄弟医院专家们的大力支持与帮助，在此表示衷心的感谢。由于近年来工程科学与计算和信息科学进一步结合，推动了生命科学和生物技术的发展，新技术、新材料、新方法不断涌现，加之临床思维又是一个不断精进的过程，而我们也受知识所限，书中若有不足之处，诚望同人批评指正。

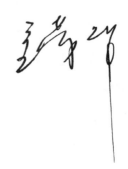

2023 年 12 月于北京

前　言

党的十八大以来，我国妇幼健康事业取得了伟大的历史性成就，妇女健康水平实现了显著提升，是我国医疗卫生事业发展的具体体现。妇女儿童作为特殊人群，其健康状况和医疗服务受到国家的高度重视。保障妇女健康，是实现健康中国战略目标、筑牢全民健康基石的重要支撑。《"健康中国 2030"规划纲要》明确提出了妇幼保健的目标措施，将降低孕产妇死亡率等生殖健康指标作为健康中国建设的主要指标。努力为妇女提供公平可及的健康服务、实施母婴安全计划、提高妇产科疾病诊治水平、提升危急重症救治能力等都是妇产科临床工作者的重要任务。

感染性疾病是妇产科临床诊疗过程中经常会遇到的一类疾病，该类疾病涉及范围广，临床表现多样，病情复杂，不仅会影响到疾病的早期诊断、及时治疗，还可能引发疾病的传播，严重威胁患者健康，甚至影响下一代的健康。因女性的一生涉及妊娠、分娩、更年期等特殊时期，因此妇产科疾病合并感染性疾病还常常有别于普通人群的感染特点。如在妊娠期间合并感染性疾病，一方面可能影响妊娠结局；另一方面妊娠也会对感染性疾病的严重程度及转归产生影响。在治疗上，不仅要考虑妊娠期感染性疾病用药的安全性，还要考虑母婴垂直传播和母婴阻断的相关处理。妇科合并感染性疾病的诊治同样也有一些值得关注的特殊问题。因此，提高对妇产科感染性疾病的认识、合理诊断、规范治疗都是至关重要的。

多年来，首都医科大学附属北京地坛医院妇产科在各种感染性疾病的临床诊治方面积累了非常丰富的经验，处于行业内领先水平，至今已为妊娠合并乙型肝炎、梅毒、艾滋病等传染性疾病的患者成功实施母婴阻断逾3万例。依托医院感染性疾病救治的强大技术基础，结合自身专业特点，通过多学科合作，为妇产科合并感染性疾病的患者提供了高质量的医疗服务，积累了丰富的临床救治经验。作为传染病收治定点医院，我院在重大疫情、特殊传染病处置、危重症管理、院感防控方面都形成了科学、精准、细致的管理流程。为总结记录临床中的宝贵经验，特编撰此书。

此书是一本以妇产科合并感染性疾病为主题的临床专著，总结整理了30个临床典型病例，共设产科病例、妇科暨计划生育病例两部分，每部分各15个病例。每个病例均由病历摘要、病例分析、病例点评、参考文献组成，内容详尽，既有妇产科常见感染性疾病病例治疗、常见传染病母婴阻断，又有危重症、疑难病例的展现。书中汲取近年来国内外在妇产科疾病和感染性疾病方面的研究进展、成熟经验、专家共识，同时充分注重临床实用性，介绍了感染性疾病的病因、妇产科患者的流行情况、临床特征、诊断方法、治疗原则、经验体会等，如能对同道有所助益，幸甚至哉。

本书的编者汇聚了首都医科大学附属北京地坛医院从事妇产科专业的资深专家和临床骨干，他们有多年的临床心得，在完成临床工作的同时奉献了大量宝贵时间，查阅病历，几易其稿，在此深表感谢，唯望读者获益。医学本身是不断发展更新的，新的诊疗技术和手段层出不穷，对疾病的认识也常常存在争议和再认识，更由于笔者认识尚浅，水平有限，虽经数番校订，仍不免有遗漏之处，尚祈读者不吝指正，是为至盼。

目　录

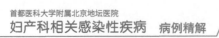

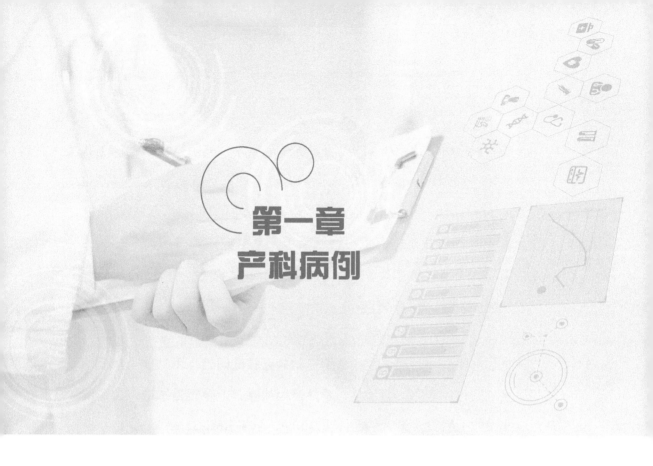

第一章
产科病例

病例 1　妊娠合并尖锐湿疣

📋 病历摘要

【基本信息】

患者，女性，20岁，主因"停经38周，发现外阴赘生物1⁺个月，伴咽痛、咳嗽1天"门诊入院。

现病史：患者平素月经基本规律，5～7/28～30天，LMP大约9个月前，具体不详，停经8⁺个月自觉体形发胖就诊于A医院，行超声检查提示孕33⁺⁵周大小，因意外怀孕，其他检查未做自行回家，孕早中期从未行产检，唐氏筛查、超声畸形筛查、

笔记

OGTT等均未做。孕34⁺周因自觉外阴瘙痒、外阴赘生物就诊于A医院产科门诊，诊断为妊娠合并尖锐湿疣，赘生物最大处直径约5 cm，给予三氯醋酸溶液外用，未行激光等物理治疗，孕37⁺周就诊于B医院并建档产检，继续给予三氯醋酸清洗外阴，未行其他治疗。孕晚期患者未自觉双下肢水肿，无头晕、眼花等不适。患者1天前出现咳嗽，偶有黄痰，伴咽痛，发热，体温最高达38 ℃，无畏寒、寒战，无肌肉酸痛，无咽干，无鼻塞、流涕，无腹泻，无味觉、嗅觉异常。门诊筛查新型冠状病毒核酸阴性，甲型、乙型流感病毒阴性，考虑"孕足月，发热原因待查：上呼吸道感染？尖锐湿疣"收入我院。患者孕前体重70 kg，孕前BMI 22.85 kg/m²，孕期体重增加11 kg，现BMI 26.45 kg/m²。

既往史：平素健康状况良好，否认慢性病病史，否认食物、药物过敏史。否认家族性遗传病病史。

个人史：否认地方病疫区居住史，否认传染病疫区生活史，无冶游史，无业，有吸烟史10个月，每天1～2支，已戒烟3个月，否认饮酒史。固定性伴侣，男友已诊断尖锐湿疣，正在皮肤科治疗中。

月经/婚育史：未婚，有性生活，孕0产0。13岁初潮，5～7/28～30天，月经规律，量中等，不伴血块，无痛经。

【体格检查】

体温37.8 ℃，脉搏90次/分，呼吸20次/分，血压130/78 mmHg，身高175 cm，体重81 kg，BMI 26.45 kg/m²。患者发育正常，营养良好，神清语利。头颅正常，全身浅表淋巴结未触及肿大。心肺未闻及异常。腹部膨隆，如孕足月大小，肝脾未触及。双下肢水肿阴性。

专科查体：宫高35 cm，腹围99 cm，羊水量中等，宫缩无，胎位示头位，胎心 145 次 / 分，先露示浅定，估计胎儿大小 3000 g。阴道检查：外阴已婚未产型，外阴及肛周可见多发的乳头状、菜花状赘生物，病变范围直径约 5 cm，遇醋酸变白，触之出血。阴道前后壁均可见多个赘生物，最大者直径约 4 cm，宫颈质中，消失 40%，居后，宫口未开，先露 S-3，宫颈评分 2 分。胎膜存在。骨盆内外测量正常。

【辅助检查】

血型：O 型，Rh 阳性。血常规：WBC 4.97×10^9/L，NE% 57.40%，Hb 103.00 g/L，PLT 220.00×10^9/L。尿蛋白阴性。肝功能：ALT 9.00 U/L，AST 40.00 U/L，TBIL 120.40 μmol/L。心肌酶、凝血功能及肾功能均正常。HBsAg 阴性，丙型肝炎抗体阴性，RPR 阴性，HIV 抗体阴性。复查新型冠状病毒核酸阴性，甲型、乙型流感病毒抗原阴性。入院胎心监护：有反应型。胎儿超声：宫内单胎，胎头位于耻上，双顶径 91 mm，头围 316 mm，腹围 326 mm，股骨长 73 mm，胎心率 133 次 / 分，脐动脉 S/D 2.1。胎盘位置：后壁 I 级。羊水指数 156 mm。提示宫内孕，单活胎，头位（右枕后位），估测胎儿体重（2985 ± 448）g。胎儿心脏超声：可见四腔心，两条脐动脉，一条脐静脉。

【诊断及诊断依据】

诊断：孕 1 产 0（孕 38 周、头位、待产）、上呼吸道感染、妊娠合并尖锐湿疣、妊娠合并轻度贫血。

诊断依据：根据患者既往孕产史、末次月经、宫高腹围、B 超结果，核对孕周无误，目前无产兆，故诊断为孕 1 产 0；根据患者咳嗽、发热等症状，新型冠状病毒核酸阴性，甲型、乙型流感病毒抗原阴性，故诊断为上呼吸道感染；患者孕 34$^+$ 周因自觉外阴瘙痒、外阴赘生物就诊于 A 医院产科门诊，诊断妊娠合并尖锐湿疣，赘生物最大直径约 5 cm，给予三氯醋酸（TCA）溶液外用，未行激光等物

笔记

3

理治疗，入院阴道检查：外阴已婚未产型，外阴及肛周可见多发的乳头状、菜花状赘生物，病变范围直径约 5 cm，遇醋酸变白，触之出血。阴道前后壁均可见多个赘生物，最大直径约 4 cm，故诊断妊娠合并尖锐湿疣。根据患者血常规提示 Hb 103 g/L，故诊断为妊娠合并轻度贫血。

【治疗经过】

入院后给予完善检查，密切监测胎心胎动，监测生命体征，给予铁剂纠正贫血、物理降温等对症支持治疗。患者骨盆无异常，胎儿不大，但患者妊娠合并尖锐湿疣，瘤体较大，影响产道，考虑可以放宽手术指征，同时请全院会诊。呼吸科：患者目前考虑上呼吸道感染，排除新型冠状病毒感染，现一般情况可，继续对症处理。皮肤科：患者妊娠合并尖锐湿疣，现已孕晚期，目前暂无特殊处理，产后第 42 天后于皮肤性病科进一步治疗。妇产科：患者为年轻女性，无基础疾病，身体一般条件尚可，骨盆等产科情况示可以阴道自娩，但是因为尖锐湿疣较大，面积比较广，质地脆，影响产道，容易造成阴道黏膜、外阴皮肤损伤出血，并且增加新生儿母婴传播的风险，建议剖宫产结束分娩。患者及家属充分知情同意后决定于孕 39 周剖宫产终止妊娠。患者入院第 2 天，体温正常，咳嗽、咽痛较前好转；入院第 3 天，体温正常，偶有咳嗽，行 OGTT 结果回报正常范围，血常规示 WBC 4.94×10^9/L、NE% 56.40%、Hb 102.00 g/L、PLT 224.00×10^9/L，CRP 2.80 mg/L，PCT ＜ 0.05 ng/mL；入院第 4 ～ 6 天，未诉不适，生命体征平稳，胎心监护有反应型，完善术前准备；入院第 7 天在腰硬联合麻醉下行子宫下段剖宫产术，以头位娩一女活婴，体重 3000 g，新生儿外观发育无异常，脐带绕颈、绕身各 1 周，Apgar 评分 1 分钟、5 分钟、10 分钟均 10 分，羊水清亮、量

400 mL，胎盘、胎膜娩出完整。子宫收缩好，术中出血约 200 mL，回室后继续给予缩宫素、益母草促进子宫收缩，五水头孢唑林钠 2 g/d 静脉滴注及对症补液等综合治疗，嘱患者术后尽早活动，预防血栓形成。患者术后恢复好，术后 3 日复查血常规示 Hb 94.00 g/L、CRP 19.20 mg/L，肝功能正常，术后第 7 天痊愈出院，出院后于皮肤性病科继续治疗尖锐湿疣。

出院诊断：孕 1 产 1（孕 39 周、头位、剖宫产）、妊娠合并尖锐湿疣、上呼吸道感染、妊娠合并轻度贫血、足月适龄儿、脐带绕颈（1 周）、绕身（1 周）。

【随访】

产后第 42 天患者门诊复查无腹痛及异常出血等不适，月经无复潮，生命体征平稳，心肺未闻及异常，腹软，腹部伤口愈合良好，无压痛及反跳痛。阴道检查：外阴已婚未产型，局部可见尖锐湿疣治疗后结痂，阴道通畅，未见明显疣体（皮肤性病科治疗中），宫颈光滑，子宫大小正常，双侧附件区未触及异常。

病例分析

人乳头瘤病毒（human papilloma virus，HPV）属乳多空病毒科，是目前唯一以人类作为自然宿主的病毒，可以感染人类多种上皮细胞，引起尖锐湿疣（condylomata acuminata，CA）和生殖道肿瘤等病变。HPV 在人体温暖潮湿的条件下最易生存繁殖，好发于生殖器、会阴和肛门等部位，表现为表皮瘤样增生，又名生殖器疣；因孕期孕激素分泌增加、生殖部位血运丰富、阴道分泌物增多、局部潮湿加重等，均有利于 HPV 的生长繁殖，临床上常表现为疣体柔软，增

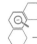
大迅速，数量较多；尖锐湿疣可通过性生活传播，属于性传播疾病，而越来越多的研究表明，尖锐湿疣并非只通过性接触传播，也可以通过母婴传播，HPV 可通过产道感染引起新生儿咽喉乳头瘤病，导致新生儿呼吸困难。

妊娠合并尖锐湿疣无论是对孕妇还是对胎儿均有不可忽视的危害，大多数学者认为母婴间 HPV 传播可以发生在分娩期或妊娠期，新生儿在通过 HPV 感染的产道时或在宫内吞咽被 HPV 污染的羊水而传染。一旦被诊断为妊娠合并尖锐湿疣后，患者及其家属会很紧张和担心，恐惧不能继续妊娠和对新生儿的危害，因此要耐心地与患者及家属沟通，分娩方式是当疣体巨大或多发而影响产道时才选择剖宫产结束妊娠，本病例就是因巨大尖锐湿疣疣体影响产道，选择剖宫产分娩。由本病例可见：对于患尖锐湿疣的孕妇，产前应及早进行相应的治疗，以减少新生儿感染的风险；产后应该长期随访，及早发现生殖道恶性肿瘤和婴幼儿咽喉乳头瘤病。

📋 李丽教授病例点评

患者为青年女性，妊娠 38 周，外阴及肛周可见多发的乳头状、菜花状白色疣体，阴道内可见巨大疣体，结合流行病学史、临床表现，妊娠合并尖锐湿疣诊断明确。尖锐湿疣是由 HPV 感染引起的以疣状病变为主的性传播疾病，传染性强，容易复发，传播方式有性接触、间接接触和母婴传播。本患者有性伴侣感染尖锐湿疣病史，但因未婚、知识缺乏、恐惧等原因在发病后未及时就诊，也未做正规孕检，以至于孕晚期才发现妊娠及尖锐湿疣，病情已较严重，错过了最佳治疗时机。

　　孕前发现的尖锐湿疣应立即到正规医院专科就诊，及早规范治疗，按规定随访，治愈后再怀孕和生育。治疗的一般原则：尽早去除疣体，尽可能消除疣体周围亚临床感染和潜伏感染，减少复发。妊娠期发现尖锐湿疣的孕妇，没有其他足够的理由不建议终止妊娠。妊娠期疣体生长迅速，不及时治疗可形成巨大疣体，因此妊娠期的尖锐湿疣在妊娠早期应尽早采用物理方法，如液氮冷冻或手术治疗。妊娠期忌用鬼臼毒素和咪喹莫特。需要告知患尖锐湿疣的孕妇HPV 6和HPV 11可引起婴幼儿的呼吸道乳头瘤病。患尖锐湿疣的孕妇，在胎儿和胎盘完全成熟后及羊膜未破前可考虑行剖宫产，产后的新生儿应避免与HPV感染者接触；必要时需请妇产科和皮肤性病科专家联合会诊处理，也可以外用三氯醋酸治疗。

　　本例患者孕晚期发现尖锐湿疣，未及时治疗，入院时考虑患者尖锐湿疣巨大、多发，影响产道，且合并上呼吸道感染，积极全院多学科专家会诊，充分与患者及家属沟通后，于孕39周行剖宫产终止妊娠，母婴结局良好。通过本病例，可以充分认识到妊娠合并尖锐湿疣早期诊断及治疗的重要性，应加强知识宣教、孕期管理，及时诊治。分娩过程中应注意预防母婴传播，产后加强新生儿护理及母婴治疗、随访。

【参考文献】

1. 邵笑红，邓海松，徐云升，等. 妊娠合并尖锐湿疣的治疗进展. 中华全科医学，2015，13（1）：102-105.

2. ANANDH B，MOHANTY A，SAMPATH S，et al. Endoscopic approach to intraventricular cysticeral lesions. Minim Invasive Neurosurg，2001，44（4）：194-196.

（赵智宏　胡玉红　整理）

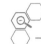
病例2　妊娠合并麻疹

病历摘要

【基本信息】

患者，女性，28岁，主因"停经33⁺周，发热1周伴皮疹6天"感染急诊入院。

现病史：患者平素月经规律，外院建档，规律产检。停经30⁺天自测尿 hCG 阳性，停经40⁺天出现恶心、呕吐等早孕反应，孕11⁺周 NT 正常，核对孕周无误，孕15⁺周唐氏筛查示低风险，孕22⁺周排畸超声未见异常，孕25⁺周 OGTT 示 4.2 mmol/L、7.1 mmol/L、8.0 mmol/L，正常，孕中晚期平顺。患者1周前无明显诱因出现流涕、咳嗽，伴畏寒，自觉发热，未测体温，未曾就诊。6天前开始出现皮疹，自颜面向躯干及四肢蔓延，就诊于当地医院，诊断为上呼吸道感染，予以清开灵等药物对症治疗，2天前患者再次自觉发热，体温最高达39.3℃，伴咳嗽、咳黄色黏痰、咽痛明显，皮疹分布全身，并自觉不规律下腹隐痛，伴少量阴道出血，色暗红，同时感胎动减少，就诊于外院急诊，考虑不排除麻疹，建议转入我院进一步治疗。患者今日来我院就诊仍自觉不规律下腹痛，较前加重，仍伴有少量阴道出血，胎动较昨日进一步减少，为求进一步诊治就诊于我院感染急诊，诊断为妊娠合并麻疹，收治于感染科。

既往史：既往体健，否认慢性病病史，否认食物、药物过敏史。否认家族性遗传病史。

个人史：生于原籍，无地方病疫区居住史，无传染病疫区生活史，无冶游史，否认吸烟史，否认饮酒史。否认麻疹感染病史和麻疹疫苗接种史。

月经/婚育史：平素月经规律，15 岁初潮，5/28 天，量中等，无痛经。已婚，孕 1 产 1，2 年前顺产一男婴，体重 3200 g，子体健。

【体格检查】

体温 39.1 ℃，脉搏 146 次/分，呼吸 26 次/分，血压 100/67 mmHg。神志清楚，急性病容，全身皮肤黏膜颜色正常，无黄染，全身可见散在粉红色斑丘疹，压之褪色，疹间皮肤正常。双眼结膜充血，口腔黏膜可见 Koplik 斑。心肺未闻及异常，腹部膨隆，如孕足月大小，肝脾触诊不满意。双下肢无水肿。

专科查体：宫高 28 cm，腹围 95 cm，可触及不规律宫缩，胎位示头位，胎心波动在 160 ~ 180 次/分，估计胎儿大小 2300 g。阴道检查：外阴已婚已产型，阴道通畅，宫颈质软，近消，居中，宫口未开，可容 1 指，松，先露 S-1，宫颈评分 7 分。胎膜存在。骨盆内外测量正常。

【辅助检查】

血常规：WBC 9.32×10^9/L，NE% 94.34%，LY% 4.34%，Hb 108.00 g/L。电解质及肾功能：K^+ 3.55 mmol/L，Na^+ 126.80 mmol/L，Cl^- 98.30 mmol/L，Ca^{2+} 1.72 mmol/L，Mg^{2+} 0.56 mmol/L，URCA 630.60 μmol/L。随机血糖：10.47 mmol/L。血气分析：pH 7.323，PCO_2 2.30 kPa，PO_2 9.01 kPa，BE −14.60 mmol/L，HCO_3^- 9.10 mmol/L。肝功能：AST 62.80 U/L，TP 59.20 g/L，ALB 31.30 g/L，A/G 1.1。心肌酶：LDH 473.00 U/L，CK 980.00 U/L，CK-MB 7.00 U/L。CRP 125.75 mg/L。

【诊断及诊断依据】

诊断：孕 2 产 1（孕 33^+ 周、头位、先兆早产）、妊娠合并麻疹。

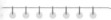

诊断依据：根据患者发热、咳嗽、皮疹，口腔可见 Koplik 斑，结合皮疹特点考虑诊断为麻疹；根据患者既往孕产史、末次月经、宫高腹围、B 超结果，目前核对孕周无误，现不规律下腹痛，宫口未开，诊断为先兆早产。

【治疗经过】

入院后完善检查，呼吸道隔离，密切观察宫缩、胎心及生命体征的变化，向患者及家属交代病情，不排除随时胎死宫内、死产、孕妇呼吸衰竭、感染、败血症等，甚至危及母儿生命。患者规律宫缩，胎心监护可见变异减速，阴道检查示宫口开大 2 cm，考虑早产临产，且为经产妇，即刻给予地塞米松 10 mg 促胎肺成熟，立即送入隔离产房待产。入产房后患者自然破水，黄绿色，量约 20 mL，胎心 155 次 / 分，行胎心监护可见变异减速，宫缩 30 ~ 40 s/1 ~ 2 min，阴道检查示宫口开大 3 cm，查体心率 162 次 / 分，吸氧状态下血氧饱和度 92%，血压 135/82 mmHg，考虑患者为经产妇，宫缩可，产程进展比较快，可以继续阴道试产，并再次向患者及家属交代病情，目前不排除胎儿宫内窘迫、胎死宫内、死产、新生儿窒息等风险，同时请儿科、麻醉科医生到场参与抢救，以左枕前位娩一男活婴，体重 2350 g，Apgar 评分 1 分钟 6 分、5 分钟 7 分、10 分钟 9 分，外观无异常，儿科医生建议其转儿科继续治疗。患者胎盘胎膜娩出完整，产程出血 150 mL，产后子宫收缩好，压宫底出血不多，呼吸仍困难，血压、脉搏尚平稳，血氧饱和度 93%（吸氧状态），面罩吸氧，监测生命体征，注意子宫收缩及阴道出血情况，于产房观察 2 小时后转到感染科继续治疗。

患者返回感染科病房，查体示体温 39.5 ℃，心率 162 次 / 分，呼吸 36 次 / 分，血压 112/68 mmHg，SpO_2 92%，持续面罩吸氧，氧流量

5 L/min，双肺呼吸音粗，可闻及细湿啰音。感染科主任查房：患者麻疹明确，合并肺部感染，并出现低氧血症，伴高热，心率＞120 次／分，呼吸＞35 次／分，全身炎症反应综合征明确，警惕败血症的发生，积极抗感染、纠正电解质紊乱及对症支持等综合治疗，密切观察病情变化。向患者家属交代病情，患者现病情危重，随时有呼吸衰竭、心跳骤停、多脏器功能衰竭等风险，甚至危及生命，患者家属表示理解。

产后第 1 天，患者诉咽痛、咳嗽较前减轻，进食量仍少，生命体征平稳，将储氧面罩吸氧改为鼻导管吸氧，氧流量 3 L/min，继续抗感染及补液对症支持治疗。产后第 2 天，患者咳嗽明显减轻，体温正常，无新发皮疹。产后第 3 天，偶有咳嗽，咽痛缓解。抗麻疹病毒抗体 -IgM 阳性。产后第 4 天，无主诉不适。血常规：WBC 9.56×10^9/L，NE% 82.06%，LY% 9.47%，Hb 99.90 g/L，PLT 308.70×10^9/L。肝功能正常。电解质及肾功能：K^+ 3.36 mmol/L，Na^+ 136.40 mmol/L，Ca^{2+} 1.84 mmol/L，CREA 48.00 μmol/L。CRP 36.90 mg/L，PCT 0.40 ng/mL。心肌酶：LDH 426.90 U/L，HBDH 386.00 U/L。ESR 40.00 mm/60 min。给予人血白蛋白。患者产后第 5～6 天皮疹逐渐消退。产后第 7 天皮疹消退，子宫收缩好，阴道出血不多。复查血常规：WBC 4.67×10^9/L，Hb 100.40 g/L，HCT 31.19%，PLT 454.30×10^9/L。一般情况好，准予出院。

出院诊断：妊娠合并麻疹、孕 2 产 2（孕 33⁺ 周、自娩）、麻疹合并肺炎、早产、新生儿轻度窒息、早产儿。

【随访】

产后第 42 天患者门诊复查未见异常，月经无复潮，阴道检查子宫复旧可，余未见异常。

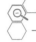
病例分析

　　麻疹是由麻疹病毒（measles virus，MV）引起的急性呼吸道传染病，常见以发热、上呼吸道感染等为主的急性呼吸道症状，以皮肤出现红色斑丘疹和口腔颊黏膜麻疹、黏膜斑为特征。妊娠合并麻疹后病情重，容易导致流产、胎死宫内、早产、胎儿宫内窘迫及新生儿麻疹等。龙滨等通过对妊娠合并麻疹46例患者的流行病学史、临床资料、母儿的影响和妊娠转归分析发现：22例早、中期妊娠者中发生流产及死胎9例，占19.5%，24例晚期妊娠者中1例早产；2例新生儿出现麻疹；孕早期感染麻疹，病毒影响神经系统可以使早期及晚期流产率上升，孕中、晚期感染麻疹易导致死胎和早产，中、晚期应积极治疗，减少并发症、死胎和早产的发生。胡玉红等通过妊娠合并麻疹30例临床分析发现：孕早期自然流产4例；1例孕23^+周麻疹合并支原体肺炎胎死宫内引产；孕期自然流产率占16.67%，高于正常妊娠自然流产率（10%～15%）；孕中、晚期合并麻疹24例，占80.00%。本病例孕33^+周，因发热、腹痛、胎动减少就诊，入院胎心监测异常，经积极治疗后胎儿存活。从以上可以看出，孕妇作为特殊群体发病率较高，所以我们治疗麻疹的同时应积极预防流产和早产，在病情允许的情况下尽量延长孕周，密切监测孕妇及宫内情况。目前主张给麻疹孕妇所分娩的新生儿注射特异性麻疹免疫球蛋白，以提高被动免疫，减轻病情。孕前3个月内和孕期不能接种，以避免减毒活疫苗对胎儿可能产生不利影响。大量资料也表明自发性流产、早产与宫内感染有关，所以我们掌握妊娠合并麻疹的临床特点，做到早期诊断和早期治疗，降低孕产妇及围产儿死亡率是关键所在。

笔记

李丽教授病例点评

该患者为青年女性,临床表现为发热、上呼吸道症状、皮疹,口腔可见 Koplik 斑是麻疹的典型表现。结合麻疹抗体阳性,妊娠合并麻疹诊断明确。麻疹在发病早期由于临床表现缺乏特异性,在出疹前容易误诊,因此对发热患者尤其是在麻疹流行季节应仔细询问病史,认真查体,加强鉴别诊断,树立院内感染防控意识。该病例早期诊断不及时,孕期没有尽早识别麻疹,最终导致早产。妊娠期感染麻疹容易导致流产、早产、死胎、死产及新生儿麻疹等不良结局,终止妊娠的时机与方式应个体化。临近分娩感染麻疹的孕妇可经胎盘将麻疹病毒传给胎儿,使新生儿感染。文献报道,孕期麻疹病毒感染距分娩的时间与新生儿是否感染麻疹有关,间隔3周以上分娩则新生儿麻疹的感染率明显降低。如情况允许,对围产期感染的患者在保证母婴安全的前提下,应避开麻疹传染期终止妊娠,可给予抑制宫缩、加强监护,赢得时间以减少新生儿麻疹的发生。该患者入院前胎动减少,入院后迅速临产,胎心监护提示变异减速,考虑胎儿宫内窘迫,积极给予吸氧、促胎肺成熟等治疗,且为经产妇,评估孕妇及胎儿情况后短时间内经阴道分娩,新生儿得以存活。产后该患者合并肺部感染,出现低氧血症,给予抗感染、对症、补液等综合治疗后痊愈。本病例入院后通过多学科协作,诊断明确,治疗及时,为孕产妇的救治提供了坚强的后盾,取得了良好的妊娠结局。

【参考文献】

1. 胡玉红,易为,庄虔莹,等.妊娠合并麻疹30例临床分析.中国妇产科临床杂志,2016,17(3):210-212.

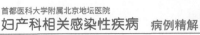

2. 龙滨，李晶，郭晓峰，等 . 妊娠合并麻疹 46 例临床分析 . 罕少疾病杂志，2016，23（2）：43-44.

3. 丰有吉，沈铿 . 妇产科学 . 北京：人民卫生出版社，2008：64-67.

4. 岳欣，韩国荣，成骢，等 . 妊娠期麻疹感染对母婴的影响及预防措施 . 中华传染病杂志，2015（8）：494-495.

（赵智宏　胡玉红　整理）

病例 3 妊娠合并水痘 – 带状疱疹病毒感染

病历摘要

【基本信息】

患者，女性，32 岁，主因"停经 38^{+3} 周，背部疱疹伴疼痛 3 天，不规律下腹痛 1 天"急诊入院。

现病史：平素月经规律，6/28 天，停经 35 天自测尿妊娠试验阴性，停经后无明显早孕反应，停经 12^{+6} 周超声提示 NT 1.7 mm，相当于宫内孕 12^{+3} 周，核对预产期准确。于我院建档，规律产检。孕早期无阴道流血及腹痛，无发热、皮疹，无药物、毒物及放射线接触史。孕 16^{+5} 周行唐氏筛查提示低风险。孕 22^{+3} 周行超声筛查未见明确胎儿结构异常。孕 24 周行 OGTT 正常。孕晚期无头晕、头痛、视物不清及双下肢水肿。1 周前其儿子患水痘，其在家照顾儿子，未进行隔离。3 天前背部开始出现疱疹，逐渐增多，并逐渐蔓延到前胸，伴明显疼痛，1 天前开始不规律下腹痛，今晨 9：00 自觉腹痛明显加重伴阴道少量流血，以"孕足月、先兆临产、带状疱疹？"收入院。

既往史：体健，否认高血压、糖尿病、心脏病等内科疾病，否认外伤、输血史，有青霉素类药物过敏史，否认其他药物、食物过敏史。否认家族性遗传病史。既往疫苗接种史不详，否认幼年时水痘患病史。

个人史：否认吸烟、饮酒史，丈夫 32 岁、体健。

月经／婚育史：月经周期，6/28 天。27 岁结婚，孕 1 产 1，2012 年足月阴道分娩一体重 2900 g 健康男婴。

【体格检查】

体温 36.0℃，脉搏 76 次／分，呼吸 20 次／分，血压 125/65 mmHg，发育正常，营养中等，神志清楚，左侧胸背部皮肤潮红，可见多处粟粒至绿豆大成群簇集状的丘疱疹，部分成水疱，疱液清亮，触之疼痛。腹软，无压痛，子宫松弛好，双下肢无水肿。

专科查体：宫高 33 cm，腹围 94 cm，先露头，胎心 146 次／分。阴道检查：宫颈消失 70%，质软，居中，宫口可容一指，先露 S-2。骨盆检查示出口横径 8.5 cm。

【辅助检查】

胎心监护：基线 140 bpm，变异中度，20 分钟加速 3 次，加速＞15 bpm，无减速。宫缩曲线 20 分钟可见间隔 6～7 分钟 3 次中等强度宫缩。血常规：WBC 11×10^9/L，NE% 73%，Hb 115 g/L，PLT 138×10^9/L。产科超声：宫内单胎，胎头位于耻骨上，BPD 95 mm，HC 345 mm，AC 352 mm，FL 73 mm，胎心率 146 次／分，脐动脉 S/D 2.2，AFI 189 mm，胎盘位于前壁，Ⅱ级。

【诊断及诊断依据】

诊断：妊娠合并带状疱疹感染、孕 2 产 1（孕 38^{+3} 周、头位、先兆临产）。

诊断依据：患者有明确的传染源密切接触史，躯干有群簇集状的丘疱疹，部分成水疱，疱液清亮，触之疼痛。临床症状明确，故可诊断。

【治疗经过】

入院后监测胎心胎动、宫缩，请皮肤科会诊，追问病史，其儿子患水痘 4 天，患者亲自照顾，随后发现 3 天前开始出现疱疹，结合接触史和疱疹特点，诊断带状疱疹明确，给予阿昔洛韦口服，对乙酰氨基酚止痛治疗，于入院第 2 天 2：00 自然临产，转负压隔离产房分娩，产程顺利，于 6：36 阴道分娩一体重 3200 g 健康女婴，Apgar 评分 1 分钟、5 分钟、10 分钟均为 10 分，新生儿转儿科。产后第 3 日痊愈出院。

出院诊断：妊娠合并带状疱疹感染、孕 2 产 2（孕 38^{+5} 周、左枕前位自娩）、足月适龄儿。

【随访】

新生儿于出生后第 3 天出院回家，至出生后 6 周未发生水痘 - 带状疱疹病毒感染。患者带状疱疹于产后第 8 天痊愈，但残留神经痛，产后 3 个月随访仍间断出现神经痛症状。

病例分析

水痘 - 带状疱疹病毒（varicella-zoster virus，VZV）是具有高度传染性的 DNA 疱疹病毒，可通过呼吸道飞沫传播及亲密接触传播。首次感染 VZV 可导致水痘发生，潜伏病毒发作可引起带状疱疹发生。该患者照顾患水痘的儿子，具有明确的传染源密切接触史，临床表现为背部出现逐渐增多的疱疹，逐渐蔓延到前胸，伴明显疼痛。诊断通常根据接触史、典型的水疱、疱液清亮等临床表现即可，不需要实验室检查。如果需要实验室诊断，可对无覆盖的皮肤破损或囊液取样后用 PCR 方法检测。

VZV 感染后最典型的临床表现是发热和皮疹。皮疹由脸部及头皮开始逐渐播散至躯干，较少累及四肢。皮损最开始为斑疹，进而发展为小水疱、大水疱、变干，最后结痂。各个阶段的疱疹同时存在并伴随着明显的瘙痒症状。传染期从出现皮疹前1～2天至皮损变干结痂为止，在此时期患者的呼吸道分泌物及水痘疱液均具有传染性。故需要隔离此感染期的 VZV 感染患者。

带状疱疹与水痘为同一病毒引起，在妊娠期较少见，孕妇既往注射过水痘疫苗或既往有水痘感染史，体内存在抗体，潜伏性 VZV 再次发作引起，带状疱疹与水痘患者的症状相同，最常见的并发症是皮损部位的继发性细菌感染。带状疱疹患者一般不会发生病毒血症。而水痘病毒经呼吸道黏膜进入血液，会发生病毒血症，可扩散至全身各个器官，最严重的合并症为水痘肺炎，其在儿童中很少发生，但成人水痘患者发生率高达 5%～10%，进而使成人患者死亡率明显增加。孕妇水痘肺炎的发生率并没有增加，但病情越严重死亡率越高，多死于呼吸衰竭，是导致孕产妇死亡的重要危险因素，估计高达 40%。

孕妇一旦确诊 VZV 感染，均要迅速给予抗病毒治疗，口服阿昔洛韦 800 mg 每天 5 次，以减少水疱形成的持续时间和数量，同时可以改善全身症状，将肺炎或其他严重合并症的风险降到最小。并给予吸氧，严重时需要辅助通气等支持治疗。将分娩推迟到孕妇出现水痘症状后 5～7 天，这时保护性抗体 IgG 才能够从母亲传到胎儿。本病例通过积极治疗，预后良好。

该患者为妊娠晚期，先兆临产入院，无法推迟分娩，分娩时及分娩后的隔离非常重要，需要进入负压产房进行分娩，新生儿出生后使其尽早接受水痘 - 带状疱疹免疫球蛋白被动免疫。对于新生儿水痘的处理最重要的是预防。

易为教授病例点评

带状疱疹与水痘都是由 VZV 引起。既往感染或有水痘疫苗接种史的人群，90% 以上的孕前人群为 VZV IgG 血清学阳性。原发感染 VZV 后，病毒潜伏在感觉神经根、神经节，当机体免疫力低下时，病毒重新激活而发生带状疱疹。此时孕妇体内已存在抗体，不会发生病毒血症，故妊娠期带状疱疹对于胎儿或新生儿无威胁，不会引发宫内感染。但一旦诊断 VZV 感染，就需要积极给予抗病毒治疗，以防止并发症的出现。目前动物实验证明阿昔洛韦对胚胎无毒性，但胎儿毒性及致畸性尚不明确，暂无相关临床不良事件的报道。

对于 VZV 感染的孕妇，需要考虑 VZV 具有致畸性，孕早期感染可能导致先天畸形的发生。孕早期母体感染水痘可能发生一种先天性水痘综合征，包括全身瘢痕性皮肤、肢体发育不全、视功能缺陷（如视力萎缩、小眼畸形和白内障）、大脑皮质萎缩、精神迟钝及发育迟缓。在妊娠期，感染本身会增加孕妇及新生儿的合并症，甚至死亡。妊娠晚期，特别是产前 5 天内发病，新生儿感染率高，为了防止新生儿感染，可以使用宫缩抑制剂延长待产时间，使母体有足够时间来产生 IgG 抗体并经胎盘传递给胎儿，同时联合阿昔洛韦治疗来减少母体和胎儿的并发症。如果临产分娩无法避免，分娩时产妇尽量入负压产房，避免新生儿与产妇的接触，给予新生儿水痘带状疱疹免疫球蛋白。故预防孕妇 VZV 感染至关重要，可以从以下三方面进行预防：首先孕前进行水痘疫苗的接种，确保母体 VZV IgG 免疫存在；其次是对于血清学阴性的孕妇避免发生 VZV 感染暴露，避免接触感染源；最后则是在暴露发生后给予新生儿水痘 – 带状疱疹免疫球蛋白被动免疫。

笔记

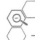
【参考文献】

1. GERSHAN A A，REMINGTON J S，KLEIN J O，et al. Infectious diseases of the fetus and newborn. Phihddphia WBB Saunders，2001：683-732.

2. 王谢桐 . 美国妇产科医师协会"妊娠期水痘 – 带状疱疹病毒感染的临床实践指南"解读 . 中国实用妇科与产科杂志，2016，32（6）：508-510.

3. SHRIM A，KOREN G，YUDIN M H，et al. Maternal Fetal Medicine Committee. Management of varicella infection（chicken pox）in pregnancy. J Obstet Gynaecol Can，2012，34（3）：287-292.

4. 吕涛，杨慧霞 . 妊娠期水痘带状疱疹病毒感染 . 中国医刊，2008，43（5）：18-21.

（许艳丽　周明芳　整理）

病例 4　妊娠合并甲型流感

病历摘要

【基本信息】

患者，女性，29 岁，主因"停经 39^{+1} 周，发热 1 天"由外院急诊转入我院。

现病史：患者平素月经规律，5/30 天，停经 50^+ 天自测尿妊娠试验阳性。患者于外院建档，间断不同医院产检。孕早期有轻度早孕反应，无感冒、发热等不适，未用保胎药物。孕 8^+ 周 B 超核对孕周无误，未行 B 超测定 NT，未行唐氏筛查。孕 24^+ 周于外地某医院行排畸超声，超声孕周相当于妊娠 23^+ 周，孕期未行 OGTT、未监测血压、血糖情况。孕晚期超声心动图检查提示患者左心室轻度增大，心电图提示窦性心动过速。入院前 1 天患者出现发热，体温最高 39 ℃，伴咽痛、干咳、喘憋等，无腹痛、阴道流血、流液等症状。患者就诊于建档医院，产科超声提示单活胎、头位，孕妇子宫下段薄（0.16 cm），给予住院，对症支持治疗。今日外院筛查甲流结果弱阳性，遂转诊我院。患者今日偶感腹紧，仍有发热、憋喘，无阴道流血、流液，急诊以"先兆临产、妊娠合并甲型流感"收入院。患者孕前体重 90 kg，孕前 BMI 38.95 kg/m²，孕期体重增加 30 kg。

既往史：既往体健，否认心、脑、肺、肝、肾等重要器官疾病史，否认传染病病史。4 年前于外地某医院因脐带绕颈行剖宫产术，否认外伤史，否认药物、食物过敏史。否认输血及血制品应用史。

月经/婚育史：13 岁初潮，5/30 天，月经量中等，无痛经。

24 岁结婚，孕 3 产 1，人工流产 2 次，4 年前因脐带绕颈行剖宫产，产 1 女婴、现体健。

【体格检查】

体温 37.9℃，脉搏 109 次 / 分，呼吸 22 次 / 分，血压 126/80 mmHg，患者发育正常，营养良好，体形肥胖，急性病容，口唇无发绀，双肺呼吸音清，未闻及干湿啰音及胸膜摩擦音。心界不大，心率 109 次 / 分，心律齐，各瓣膜听诊区未闻及病理性杂音。腹部膨隆，可见纵行陈旧性手术瘢痕，愈合良好，肝脾触诊不满意，子宫底位于脐与剑突之间，可触及不规律宫缩，宫缩间期子宫放松好，全腹无压痛及反跳痛，脊柱四肢神经反射无异常，双下肢 I 度水肿。

专科检查：宫底 36 cm，腹围 126 cm，羊水量中等，宫缩不规律，头位，胎心 170 次 / 分，先露浅定，估计胎儿大小 3800 g。阴道检查：宫颈质软，消失 30%，居后，宫口未开，先露棘上 3 cm，宫颈评分 2 分。胎膜未破。骨盆内外测量无异常。

【辅助检查】

血常规：白细胞计数 8.54×10^9/L，中性粒细胞百分比 81.74%，红细胞计数 4.28×10^{12}/L，血红蛋白 121 g/L，血小板计数 237×10^9/L。肌酐 41.4 μmol/L。血葡萄糖 4.94 mmol/L。肝功能：丙氨酸氨基转移酶 15.6 U/L，门冬氨酸氨基转移酶 22 U/L，总胆红素 7.3 μmol/L。凝血功能：凝血酶原时间 12.1 s，活化部分凝血活酶时间 34.9 s，D- 二聚体 3.58 mg/L，纤维蛋白原定量测定 429 mg/dL。血型 B 型，Rh 阳性。C 反应蛋白 72.5 mg/L。降钙素原 0.07 ng/mL。乳酸 0.96 mmol/L。

甲型流感 H7N9 病毒核酸阴性，甲型流感病毒通用型核酸阳性，甲型 H1N1 流感病毒 RNA 核酸阳性。

胸部 CT：胸廓两侧对称，气管居中，纵隔无移位。右肺上叶前段可见微结节灶。右肺中叶及右肺下叶可见磨玻璃密度结节影；右肺下叶可见局限性透光度增加；左肺上叶舌段可见斑片状磨玻璃密度影；左肺下叶可见少许纤维条索影。左肺下叶可见胸膜下线。右侧斜裂可见微结节灶。两肺门影未见明显增大，两侧胸膜未见异常，两侧胸腔未见明显积液，纵隔内未见明显肿大淋巴结。心影未见明显增大。左肺上叶炎性病变，建议治疗后复查。右肺微结节灶，炎性病变？建议复查。右肺下叶局限性透光度增加，小气道病变不除外。左肺下叶少许纤维条索影。左肺下叶肺间质改变。右侧斜裂微结节灶，建议复查。

床旁产科超声：宫内单胎，头位，双顶径 95 mm，头围 337 mm，腹围 393 mm，股骨长 74 mm，胎心率 173 次/分，脐动脉 S/D 2.3，胎盘位置：后壁Ⅱ级，羊水指数 230 mm，胎儿体重（4325±625）g，子宫前壁下段肌层显示欠清。诊断意见：宫内晚孕（单活胎、左枕横位），羊水多，胎儿心率快。

床旁超声心动图：各心腔内径正常范围；各室壁厚度及运动正常；各瓣膜形态及运动未见异常；主动脉、肺动脉未见异常；PW，舒张期二尖瓣口血流速度 E 峰 < A 峰。诊断意见：左室舒张功能减低。

【诊断及诊断依据】

诊断：妊娠合并甲型流感、孕 4 产 1（孕 39^{+1} 周、先兆临产）、妊娠合并子宫瘢痕、肥胖症。

诊断依据：患者未提供明确流感患者接触史，妊娠末期出现流感症状（发热，伴咽痛、干咳、喘憋等），筛查甲型流感病毒通用型核酸阳性，甲型 H1N1 流感病毒 RNA 核酸阳性。依据病史及辅助检查诊断为妊娠合并甲型流感，CT 未发现明显肺炎征象，现不考虑合并肺炎。

【治疗经过】

（1）诊疗方案：①产科护理常规，呼吸道隔离，Ⅰ级护理，普通饮食。②自数胎动，监测胎心。③适时终止妊娠。

（2）产前病情评估：患者入院后完善相关检查，心电监护示心率 107～111 次 / 分，血氧饱和度 85%～88%，吸氧后血氧饱和度 97%。呼吸科会诊：考虑诊断为肺部感染、甲型流感，给予奥司他韦治疗，动态监测实验室指标，评估感染及缺氧情况，酌情使用抗生素。考虑患者妊娠合并子宫瘢痕，不能提供前次剖宫产手术记录，具体情况不详，目前孕 39⁺ 周，先兆临产，伴随发热、憋喘症状，放宽剖宫产手术指征，急诊行剖宫产术终止妊娠。

（3）终止妊娠：急诊手术过程顺利。新生儿出生体重 3800 g，外观发育无异常，Apgar 评分 1 分钟 10 分、5 分钟 10 分、10 分钟 10 分。新生儿出生后母婴分离，新生儿转儿科观察。

（4）术后 / 产后：监测生命体征，监测子宫收缩情况，注意乳房护理，对症给予促宫缩，抗感染，预防血栓。术后继续应用奥司他韦抗病毒治疗，疗程共 5 天。术后第 2 天憋喘好转，术后第 3 天复查甲型流感病毒通用型核酸弱阳性，血象正常，无发热及憋喘等不适。术后第 4 天复查甲型流感病毒通用型核酸阴性，患者要求出院。出院前交代病情：患者极度肥胖、处于围产期，为重度流感高危人群，目前处于恢复期，若出院有病情加重风险，再次出现发热、呼吸困难等情况，严重时可危及生命，建议继续住院观察，患者及家属商议后仍坚决要求出院，签署知情同意并上报。

【随访】

术后第 7 天患者返院拆线，伤口甲级愈合，患者复查甲型流感病毒通用型核酸检测，结果阴性，患者无发热、无憋喘等不适。新生儿随诊无异常。

病例分析

2009 年全球暴发了甲型 H1N1 流感。最初是由新型猪源性甲型 H1N1 流感病毒引起的一种急性呼吸道传染病，所以曾被称为"猪流感"。该病通过呼吸道或直接、间接接触等途径传播，潜伏期较长，1～7 天，临床主要表现为流感样症状，少数可出现肺炎、呼吸衰竭、多器官功能损伤等并发症。孕妇合并甲型 H1N1 流感，在出现流感样症状之后，宜尽早（48 小时内，以 36 小时内最佳）给予奥司他韦、扎那米韦等神经氨酸酶抑制剂抗病毒治疗，可以减少严重并发症的发生。

此患者为青年女性，伴有肥胖（BMI 38.95 kg/m^2），而肥胖及妊娠均为甲型 H1N1 流感的高危险因素，感染病毒后容易发展为重症病例。重症病例的标准须符合以下之一：①持续高热＞3 天；②剧烈咳嗽，咳脓痰、血痰，或胸痛；③呼吸频率快，呼吸困难，口唇发绀；④神志改变：反应迟钝、嗜睡、躁动、惊厥等；⑤严重呕吐、腹泻，出现脱水表现；⑥影像学检查有肺炎征象；⑦肌酸激酶、肌酸激酶同工酶等心肌酶水平迅速增高；⑧原有基础疾病明显加重。危重病例的标准须符合以下之一：①呼吸衰竭；②感染中毒性休克；③多脏器功能不全；④出现其他需进行监护治疗的严重临床情况。

此患者无危重症病例表现，但在围产期应考虑重症发生的可能。入院后予以单间收治，立即予以奥司他韦抗病毒治疗，患者有氧饱和度降低（85% ～ 88%），导管吸氧可纠正，同时因"（孕 39⁺ 周）先兆临产、瘢痕子宫"，经医院多学科会诊决定予以入院当日急诊剖宫产。术后母婴分离，减少产后母婴传播，新生儿转至儿科进行观察。术后患者复查甲型流感病毒通用型核酸阴性，自动离院，术后第 7 天及第 42 天复查产妇恢复良好，新生儿无感染。

易为教授病例点评

　　甲型 H1N1 流感在大流行期间是比较容易受到重视的，但在 2012 年甲型流感控制后散在发病的病例容易被误诊为细菌性肺炎、普通流行性感冒等上呼吸道感染疾病。甲型流感孕妇以发热为最常见症状，由于症状不典型，早期不被重视，所以经常被延迟诊断，延误治疗。而孕妇为甲型 H1N1 流感的高风险人群，应该在疾病早期应用抗病毒药物，所以早期诊断极为重要，就诊的发热孕妇都应该在就诊时筛查相关疾病，如甲型、乙型流感及新型冠状病毒感染等。一旦疑似甲型 H1N1 流感应尽早应用药物，减少危重症发生，避免母婴不良结局。

　　本例患者严重肥胖，发病时处于妊娠晚期，有高热且已出现血氧下降情况，病情有向重症发展的风险，由于及时筛查并诊断甲型流感，转入我院后立即予以奥司他韦抗病毒治疗，且很快终止妊娠缓解了巨大子宫对膈肌的压迫和减少孕妇耗氧量，术后母婴分离减少新生儿感染风险，一系列措施以保障母婴安全，最终产妇病情迅速恢复，母婴结局良好，以上措施普遍适用于妊娠合并呼吸道传染病的处理。

　　孕妇系甲型流感的易感人群，在家庭成员出现发热和急性呼吸

笔记

道感染症状或在甲型流感流行期间，应避免接触疑似患者，公众场所佩戴口罩，勤洗手，房间多通风，必要时孕前接种甲型流感疫苗。

【参考文献】

1. 李秋玲，张志涛，陈静，等．妊娠合并甲型 H1N1 流感重症肺炎预防及处理方法探讨．中国实用妇科与产科杂志，2010，26（1）：56-58.

2. 张志强，周军荣，刘刚，等．妊娠期感染甲型 H1N1 流感 46 例临床分析．中国全科医学，2010，13（6）：582-583.

3. HEWAGAMA S，WALKER S P，STUART R L，et al. 2009 H1N1 influenza A and pregnancy outcomes in Victoria，Australia. Clin Infect Dis，2010，50（5）：686-690.

4. 王菊，伍义兰，张龙举．国内三十年甲型 H1N1 流感临床及流行特点分析．中国呼吸与危重监护杂志，2021，20（3）：164-169.

5. 中华人民共和国卫生部．甲型 H1N1 流感诊疗方案（2009 年第三版）．中华危重症医学杂志（电子版），2009，2（1）：19-24.

（孙芳俐　付冬　整理）

笔记

病例5 妊娠合并HIV感染

病历摘要

【基本信息】

患者，女性，35岁，主因"停经35^{+4}周，头痛10天，发现HIV抗体可疑阳性1天"急诊外院转入。

现病史：患者平素月经规律，5 / 30 ~ 37天，停经40天查尿hCG（+），停经4$^+$个月自觉胎动。患者未做任何产检，10天前出现头痛，伴双下肢水肿，在社区门诊给予对症治疗（具体不详）3天，后转至外地某医院，查HIV抗体可疑阳性，急诊转至我院，以"孕35$^+$周，HIV抗体可疑阳性"收入院。孕期增重不详，目前体重90 kg。

既往史：既往体健，否认肝炎、结核等急、慢性传染病病史，否认心肺等急、慢性疾病。2002年因不孕行腹腔镜手术，无外伤、手术、输血史。

个人史：否认静脉药物注射史，配偶及性伴侣感染史不明（患者不配合）。

月经 / 婚育史：初潮14岁，月经5 / 30 ~ 37天，经量中，结婚年龄25岁，孕1产0。

【体格检查】

体温36.5℃，脉搏88次 / 分，呼吸20次 / 分，血压150/100 mmHg。患者发育正常，营养良好，全身未见水肿，球结膜无水肿，双肺呼吸音清，未闻及干湿啰音，心率88次 / 分，心律齐，听诊区未闻及病理性杂音。腹部膨隆，妊娠晚期腹型，全腹无压痛及反跳痛，专科查体：宫高 37 cm，腹围 117 cm，胎心 140 次 / 分，子宫放松好，无压痛。脊柱四肢神经反射无异常。

【辅助检查】

血常规：WBC 6.09×10^9/L，NE% 69.3%，RBC 3.64×10^{12}/L，Hb 113.00 g/L，HCT 34%。肝肾功能：ALT 16.5 U/L，ALB 31.6 g/L，GLO 50.2 g/L，A/G 0.6，Na^+ 134.90 mmol/L，Ca^{2+} 1.87 mmol/L，Mg^{2+} 1.27 mmol/L，CREA 57.40 μmol/L，GLU 9.32 mmol/L。尿 Pro（+），KET（－）。凝血功能：PT 10.4 s，PTA 110.6%，PT 比值 0.9，APTT 25.9 s，FIB 423.2 mg/dL。传染病：HBsAg 阴性，TPHA 阴性，抗 -HCV 阴性，抗 -HIV 阳性（后确证试验阳性）。T 细胞亚群：T 淋巴细胞 / 淋巴细胞 83.74%，T 淋巴细胞 1697 cells/μL，$CD8^+$T 淋巴细胞 / 淋巴细胞 65.44%（正常值 15% ～ 34%），$CD8^+$T 淋巴细胞 1326 cells/μL（正常值 323 ～ 836 cells/μL），$CD4^+$T 淋巴细胞 / 淋巴细胞 17.46%（正常值 30% ～ 54%），$CD4^+$T 淋巴细胞 354 cells/μL（正常值 706 ～ 1125 cells/μL），淋巴细胞 2026 cells/μL，$CD4^+$T 淋巴细胞 /$CD8^+$T 淋巴细胞 0.27（正常值 1 ～ 2）。

产科彩超：胎头脐上，BPD 85 mm，HC 313 mm，AC 313 mm，FL 70 mm，脐动脉 S/D 2.4，AFI 85 mm，提示宫内孕、单活胎、臀位，超声孕周示 35^{+4} 周。心电图示窦性心律、QT 间期延长。超声心动图：各心腔内径正常，各房室壁厚度及运动正常，各瓣膜形态及结构未见明显异常，PW 示 EPFV/APFV＞1，CDFI 示各瓣口未见明显异常血流，主、肺动脉内径正常。肾脏超声：右肾高回声，小错构瘤。

【诊断及诊断依据】

诊断：孕 1 产 0（孕 35^{+4} 周、臀位）、子痫前期（重度）、妊娠期糖尿病？高龄初产、无症状 HIV 感染？

诊断依据：患者孕周核对无误，超声提示臀位，诊断为孕 1 产 0、孕 35^{+4} 周、臀位。既往患者无高血压及糖尿病病史，孕晚期血压升高，血压＞ 160/110 mmHg，化验肝功能、凝血功能未见明显受损，伴尿蛋白（+），诊断子痫前期（重度）明确，但应排除肾病等因素导致血压的升高。患者外院检查示尿糖（+++），应考虑糖尿病合并妊娠的可能，入院需进一步监测血糖以明确诊断。外院仅做 HIV 抗体筛查试验示阳性，但未行确证试验，尚需 HIV 抗体确证试验或 HIV 核酸检测回报方可诊断，在此前一定要和患者充分沟通。目前因患者无长期不明原因发热、腹泻、体重下降及机会感染的症状，T 细胞分类示 CD4 T 淋巴细胞＞ 200 cells/μL，故暂疑诊无症状 HIV 感染。

【治疗经过】

（1）诊疗方案：①产科护理常规，体液隔离，病重，Ⅰ级护理，糖尿病饮食，避声光等刺激。②硫酸镁解痉、地西泮镇静、拉贝洛尔降压治疗，监测血压，超声、胎心监护监测胎儿情况。血糖高，予以监测血糖，糖尿病饮食，必要时应用胰岛素降糖。低蛋白血症，水肿明显，给予白蛋白 20 g 静脉滴注，输注白蛋白后给予呋塞米 20 mg 静脉滴注以利尿。HIV 抗体阳性，入院后立即追踪 HIV 确证试验，同时检测 HIV 病毒载量，交代病情后立即予以抗病毒治疗。③向患者交代病情：目前子痫前期（重度），随时有可能发生子痫、胎死宫内、胎盘早剥、脑血管意外、DIC 等；孕期未产检，未控制血糖，入院后检测血糖高，可发生糖尿病酮症酸中毒、胎儿畸形、胎儿生长发育异常、胎死宫内、新生儿窒息等；告知 HIV 感染可能，以及 HIV 母婴传播的风险。

（2）产前病情评估：患者入院后因情绪波动剧烈导致血压剧烈波动，入院当日血压波动在 150 ～ 200 / 90 ～ 120 mmHg，口服拉贝洛尔降压效果差，先后予以硝苯地平口服及静脉滴注盐酸乌拉地尔控制血压。因患者依从性差，未控制饮食，血糖在餐后升高明显，入院后指测血糖，空腹及餐后血糖分别为 9.4 mmol/L、13.8 mmol/L、17.2 mmol/L、21.3 mmol/L，诊断为孕前糖尿病合并妊娠。入院次日患者仍然伴有头痛症状，查体出现球结膜水肿，晨起血压 200/110 mmHg，考虑情绪因素所致。患者依从性差、情绪波动大，考虑病情持续进展，血压控制困难，已孕 35^{+5} 周，建议积极终止妊娠。患者要求剖宫产，遂当日行剖宫产手术终止妊娠，术前请麻醉科及 ICU 评估患者并预留 ICU 床位。

（3）终止妊娠：患者入院第 2 天行子宫下段剖宫产术，手术娩一女活婴，体重 2700 g，新生儿外观、发育无异常，Apgar 评分 1 分钟 10 分、5 分钟 10 分、10 分钟 10 分，羊水清亮、量 600 mL，术中出血 150 mL，手术顺利，术后安返产科病房。新生儿因早产及 HIV 母婴阻断转儿科治疗。

（4）术后 / 产后：术后 24 小时尿蛋白定量回报 3.48 g/24 h。回室血压 150/100 mmHg，回室及术中血糖分别为 9.1 mmol/L、9.6 mmol/L，睡前血压升至 180/90 mmHg，无头晕、头痛等不适。术后继续给予硫酸镁解痉、拉贝洛尔及卡托普利口服降压，盐酸哌替啶＋盐酸异丙嗪半量镇静，夜间血压再次升高后，改为盐酸乌拉地尔静脉滴注降压，血压波动在 140 ～ 150 / 90 ～ 95 mmHg，因伴头痛，请 ICU 及神经内科会诊，建议行头颅 CT，提示左颞极蛛网膜囊肿，上矢状窦左旁及脑表面钙化灶。术后间断应用呋塞米利尿，监测出入量基本平衡。患者术后仍有间断轻微头痛，神经外科考虑不排除颅内静脉窦血栓，建

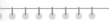

首都医科大学附属北京地坛医院
妇产科相关感染性疾病 病例精解

中国医学临床百家

议行 MRI 及腰椎穿刺测压＋脑脊液常规生化、凝血检查。术后 4 天，HIV 病毒载量回报 87 222 copies/mL（1 copies/mL=1.7 U/mL），确诊为无症状 HIV 感染。术后第 7 天，患者仍诉间断头痛，伤口拆线、甲级愈合，子宫复旧好，血压 150/90 mmHg，MRI 未检查，患者坚决要求出院，劝阻无效，反复嘱其院外继续内科就诊治疗高血压及头痛，并嘱其继续口服降压药，监测血压、血糖，建议于皮肤性病科行抗 HIV 治疗，予以自动出院。

（5）新生儿：出生后转儿科查 HIV 抗体阳性，HIV 病毒载量阴性，产后 2 小时开始予以奈韦拉平口服行母婴阻断，产后第 7 天出院，嘱继续口服奈韦拉平，产后第 42 天复查。

【随访】

产后第 42 天患者未回我院复诊，电话随访告知继续抗病毒治疗，定期感染科随诊，其女亦应定期随访直至 HIV 抗体转阴。后续再电话联系患者，患者均未接听，失访。2019 年患者再次来我院住院，因"艾滋病合并肺孢子菌肺炎、Ⅰ型呼吸衰竭"经抢救无效死亡，其间追问病史，患者在妊娠结束后未再就 HIV 感染就诊，未进行任何抗病毒治疗。

新生儿产后第 42 天复查无明显异常，建议产后 3 个月继续复查，后未再就诊。4 年后患者再次入院时询问得知其女 HIV 抗体阳性。

病例分析

此患者因孕期未进行产检，因此存在以下高危情况：①子痫前期（重度）；②糖尿病合并妊娠；③孕晚期发现 HIV 感染。这几个疾病互相叠加并相互影响，糖尿病导致子痫前期发病风险增加，出现子痫前

32

期并得知 HIV 感染后患者情绪波动导致血压波动剧烈，疾病进展快。

　　患者入院后子痫前期重度，重度高血压控制困难，因此在孕
35^{+5} 周，进行剖宫产，指征明确，手术选择合适。依据实验室检查，
患者在肝、肾及凝血功能方面受损不严重，超声提示胎儿与孕周大
小相符，血流动力学未见明显异常；24 小时尿蛋白定量高，低蛋白
血症明显，后出现球结膜水肿症状，给予对症降压、硫酸镁预防子
痫、输注白蛋白，呋塞米利尿有利于患者控制病情。子痫前期在围
产期，产后 48 小时仍为子痫发作高风险时间，所以硫酸镁术后应持
续应用至少 48 小时，同时积极降压治疗，术后疼痛可导致血压升高，
建议术后应用镇痛泵止疼，术后可给予镇静药物，帮助患者休息，
降低血压。术后患者存在间断头痛，予以神经内科及神经外科会诊
非常有必要，头痛原因可以是血压波动导致，但应警惕脑血管病变
及意外导致的颅内压升高情况及颅内血管血栓发生。重度子痫前期
属于产科危重疾病，病情可以迅速恶化，各种脏器损伤均可能发生，
应该借助医院多学科共同管理，保障孕产妇的安全。

　　妊娠合并糖尿病会导致胎儿发育异常及酮症酸中毒等，此患者
入院后依从性差，餐后血糖最高曾到达 20.86 mmol/L。妊娠合并糖
尿病须早期诊断，并做好宣教，尽量提高患者依从性，严重高血糖
时要检查血气分析，明确有无酸中毒，同时给予胰岛素降低血糖，
原则是先快后慢，先盐后糖，注意出入量平衡。

　　此患者孕晚期发现 HIV 感染，病毒载量高（后回报），为母婴
传播的高风险人群。入院后立即给予抗病毒治疗，新生儿产后立即
予以口服抗病毒药物母婴阻断，减少母婴传播。2020 年颁布的《预
防艾滋病、梅毒和乙肝母婴传播工作规范（2020 年版）》中的预防
艾滋病母婴传播干预服务技术要点明确规定，对于孕晚期（孕 28 周

笔记

之后）发现的艾滋病感染孕产妇，有条件的情况下推荐使用替诺福韦＋拉米夫定／恩曲他滨＋整合酶抑制剂，整合酶抑制剂可以更快使 HIV 病毒载量下降，减少母婴传播。同时要对新生儿进行母婴传播风险评估，符合以下条件之一的孕产妇所生儿童为艾滋病高暴露风险儿童，其他为普通暴露风险儿童：①感染孕产妇孕晚期 HIV 病毒载量＞ 50 copies/mL；②感染孕产妇无孕晚期 HIV 病毒载量检测结果，孕期抗病毒治疗不足 12 周；③孕产妇临产时或分娩后 HIV 初筛试验阳性。

儿童应在出生后 6 小时内尽早开始服用抗病毒药物预防。高暴露风险儿童服用三联抗病毒药物至出生后 6 周；而普通暴露风险儿童可以选择奈韦拉平或齐多夫定任意一种单一药物进行母婴阻断。

📋 易为教授病例点评

为了消除艾滋病的母婴传播，我国卫健委颁布了《预防艾滋病、梅毒和乙肝母婴传播工作规范（2020 年版）》。北京地区属于 HIV 感染的低发病地区，各级妇幼机构非常重视预防艾滋病、梅毒、乙肝母婴传播工作，对 3 种疾病孕期早期检测率严格要求，但仍有少量孕妇不规律甚至规避产检，这部分人群往往是艾滋病、梅毒和乙肝的高危人群，应重视和加强对这部分人群的管理。

本病例孕期未产检，在孕 35 周出现头痛、水肿等症状后检查发现重度子痫前期和 HIV 可疑感染，对于孕晚期发现 HIV 可疑感染且有产科严重并发症面临应尽快终止妊娠的情况，尽管没有确诊，亦应跟患者充分沟通后尽快进行抗病毒治疗，不应等到补充试验结果而延误治疗。

在分娩方式选择上，本病例由于孕期未充分治疗 HIV 感染，分娩前 HIV 病毒载量不明，无论是 HIV 感染病情还是重度子痫前期病情，均应选择剖宫产终止妊娠。

按照 2020 年我国卫健委新颁布的《预防艾滋病、梅毒和乙肝母婴传播工作规范（2020 年版）》，该新生儿属于高暴露风险儿童，应予以三联抗病毒药物并持续用药 6 周，持续随访直至 HIV 抗体转阴或确诊。

本病例健康意识薄弱，依从性差，最终母婴均出现不良结局，提示我们在妊娠合并 HIV 感染管理上，医患之间需要充分沟通，只有患者主动配合医生的治疗，才能最终取得良好的结果。

【参考文献】

1. 中华医学会感染病学分会艾滋病丙型肝炎学组，中国疾病预防控制中心 . 中国艾滋病诊疗指南（2021 年版）. 中华内科杂志，2021，60（12）：1106-1128.

2. 孙丽君，王爱玲，张福杰，等 . HIV 阳性孕产妇全程管理专家共识 . 中国艾滋病性病，2020，26（3）：335-338.

3. 应若素，李芳 . 人类免疫缺陷病毒感染孕妇妊娠晚期快速母婴阻断抗病毒治疗 . 中华产科急救电子杂志，2020，9（4）：195-198.

4. GILLEECE Y, KRANKOWSKA D. ART in pregnant women living with HIV. Lancet, 2021, 397（10281）: 1240-1241.

（孙芳俐　付冬　整理）

笔记

病例6 妊娠合并水痘

病历摘要

【基本信息】

患者，女性，29岁，主因"停经38⁺⁴周，发热8天"门诊入院。

现病史：患者平素月经规律，5/30天，孕期正规产检，停经30⁺天出现轻度早孕反应，停经40⁺天查尿hCG阳性，行超声检查提示宫内早孕。孕早期无腹痛、阴道流血，无发热、皮疹及用药，无放射性物质接触史。患者正规孕期检查，停经12周行超声检查，NT 1.2 mm，超声孕周12⁺¹周，核对孕周无误。孕15⁺⁴周唐氏筛查示低危。孕16⁺周自觉胎动，孕23⁺周行排畸超声无异常，孕24⁺周行75 g OGTT结果正常。孕晚期患者未自觉双下肢水肿，无头晕、眼花等不适。孕前BMI 23.6 kg/m²，孕期体重增加13 kg。患者入院前8天出现发热，体温最高可达37.8 ℃，当天下午出现背部疱疹，随后疱疹见于面部、腹部及四肢，就诊于我院感染科，诊断为水痘，给予对症治疗，目前体温正常，水痘结痂。患者无下腹坠胀、腹痛、阴道流血流液，门诊以"孕足月、待产"收入院。

既往史：患者半个月前接触水痘患者。否认其他传染病病史，否认其他重大疾病史。2016年于我院行剖宫产术，否认外伤史，否认药物、食物过敏史。否认输血史。

月经/婚育史：14岁初潮，5/30天，末次月经2018年2月12日，月经量中等，无痛经。26岁结婚，孕3产1，2012年、2013年分别行人工流产1次，2016年因引产失败行剖宫产1次，现1子、体健。

【体格检查】

体温36℃，脉搏90次/分，呼吸20次/分，血压130/78 mmHg。

患者发育正常，营养良好，体形适中，正常面容，表情自如，步态正常，步入病房，神志清楚，精神正常，自主体位，查体合作。头面部、胸腹部、四肢皮肤可见散在红色斑丘疹、疱疹、结痂疹，黏膜未受侵，未见淤点、淤斑及皮下出血。全身未见水肿，全身浅表淋巴结未见异常肿大。双肺叩诊呈清音，双肺呼吸音清，未闻及干湿啰音及胸膜摩擦音。心率90次/分，心律齐，与脉搏一致，各瓣膜听诊区未闻及病理性杂音。腹部膨隆，下腹部可见陈旧性手术瘢痕，愈合良好，全腹无压痛及反跳痛，子宫放松好，未触及宫缩，脊柱四肢神经反射无异常，双下肢无水肿。

专科查体：宫底35 cm，腹围99 cm，羊水量中等，宫缩无，胎位示头位，胎心135次/分，先露示浅定，估计胎儿大小3300 g。阴道检查外阴发育正常，阴道通畅，宫颈质中，消失30%，居后，宫口未开；先露S-3；宫颈评分1分。胎膜存在。骨盆内、外测量无异常。

【辅助检查】

血常规：白细胞5.8×10^9/L，中性粒细胞百分比63.84%，淋巴细胞百分比29.1%，红细胞计数4.05×10^{12}/L，血红蛋白125 g/L，血小板计数284×10^9/L。血型：B型，Rh阳性。肝功能、肾功能：丙氨酸氨基转移酶14 U/L，门冬氨酸氨基转移酶20.2 U/L，总胆红素7.1 μmol/L，白蛋白38.4 g/L，肌酐46 μmol/L。尿蛋白阴性。凝血功能：凝血酶原时间9.9 s，凝血酶原活动度129%，PT比值0.86，国际标准化比值0.86，活化部分凝血活酶时间27.7 s，纤维蛋白原定量测定330 mg/dL，凝血酶时间测定13.2 s。HBsAg阴性，TPHA阴性，抗-HCV阴性，抗-HIV阴性。水痘抗体-IgM阳性。产科彩

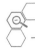
超：双顶径 97 mm，头围 337 mm，腹围 338 mm，股骨长 72 mm，胎心率 136 次 / 分，脐动脉 S/D 2.6，羊水指数 102 mm，估计体重（3323±498）g，子宫前壁下段肌层厚 1.8 ～ 2 mm。提示宫内晚孕，单活胎，头位（右枕前位）。

【诊断及诊断依据】

诊断：孕 4 产 1（孕 38⁺⁴ 周、头位）、妊娠合并水痘、妊娠合并子宫瘢痕（剖宫产史）。

诊断依据：患者孕晚期出现发热伴全身发生的特征性皮损，查水痘抗体 IgM，诊断妊娠合并水痘明确。据既往孕产史及末次月经、孕期超声等核对孕周无误，诊断孕 4 产 1（孕 38⁺⁴ 周、头位）、妊娠合并子宫瘢痕（剖宫产史）明确。

【治疗经过】

患者入院后无发热及呼吸急促等表现，皮损逐渐结痂，无腹痛、阴道流血和流液等不适，胎心胎动正常。予以入住单间病房，呼吸道隔离，床旁隔离，嘱患者自数胎动，护士监测胎心。安多福、重组人干扰素 α2b 擦拭水痘。

入院后第 1 天感染科会诊：患者处于恢复期，呼吸道传染性低，主要为皮肤接触性传播，可继续以安多福擦拭皮肤，考虑目前患者宫内传播风险低，分娩方式及分娩时间可按产科指征及孕周结束妊娠，且考虑生后可能的水平传播，建议产后母婴暂时分离。入院后第 3 天因"妊娠 39 周、子宫瘢痕"行剖宫产终止妊娠。手术过程顺利。新生儿出生体重 3350 g，外观发育无异常，未见皮肤黏膜疱疹，Apgar 评分 1 分钟 10 分、5 分钟 10 分、10 分钟 10 分。新生儿出生后母婴分离。

术后监测生命体征正常，对症给予促宫缩、预防感染，预防血

笔记

栓。术后第 3 天体温正常，可见结痂疹及脱痂，未见新发丘疹、疱疹，予以出院。

【随访】

术后 7 日返院伤口拆线，甲级愈合。胸腹部可见少量散在结痂疹，其余部分已脱痂，未见瘢痕及色素沉着。新生儿随诊无异常。

病例分析

2016—2019 年中国共报告水痘 3 047 715 例，年均报告发病率为 55.05/10 万；发病率从 2016 年的 35.50/10 万上升到 2019 年的 70.14/10 万；每年 5—7 月和 10 月至次年 1 月为发病高峰期；≥ 20 岁年均发病率 12.43/10 万。临床偶尔可见妊娠合并水痘患者。

水痘 - 带状疱疹病毒（varicella-zoster virus，VZV）是水痘及成人带状疱疹的病原体，初次感染 VZV 可发生水痘，多发于儿童，少发于成人。孕妇感染水痘，感染本身会增加孕妇及新生儿合并症的发生甚至死亡风险，同时妊娠早期的感染可能导致先天畸形。水痘的潜伏期是 10 ～ 20 天，平均潜伏期 14 天。儿童大多发热及皮疹同时出现，而成人发热及全身不适通常会比出疹提前许多天。皮疹极具特征性，由脸部及头皮开始逐渐播散至躯干，四肢往往很少累及。皮损最开始为斑疹，进而发展为小水疱、大水疱、变干，最后结痂。水痘出现特征性皮疹后诊断是比较容易的，还可在皮损渗液处进行 PCR 检测病毒。成人水痘较少见，发展为水痘肺炎的危险较未成年人高。有统计水痘死亡率 15 ～ 19 岁为 2.7/10 万，而 30 ～ 39 岁为 25.2/10 万，可以看出死亡风险在较大年龄中更高。在抗病毒治疗之前，水痘肺炎的死亡率非孕妇为 11.4% ～ 15%，妊娠期为 45%。随

笔记

着抗病毒治疗的应用和更好的呼吸支持,母体水痘肺炎的死亡率降至 13%～14%。国内外指南建议孕妇发病 5 天后终止妊娠对避免感染新生儿有益。另外,妊娠早期和中期感染水痘可能造成胎儿先天性水痘综合征,不过概率较低(0.4%～2%),超声检查可见肢体及小头畸形、生长受限等。孕期感染 VZV 后,在皮疹出现 24 小时内口服阿昔洛韦,可以减轻症状、缩短病程,并且静脉应用阿昔洛韦对于预防重症可能有益。

本病例有明确流行病学史,孕足月时出现发热、皮疹等典型水痘症状,水痘抗体 IgM 阳性,综上妊娠合并水痘诊断明确。水痘为呼吸道传播疾病,经由呼吸道飞沫和密切接触传播,在出疹前的 48 小时至水疱结痂期间均具有传染性。入院后予以呼吸道隔离,单间收治。患者入院后无呼吸困难等肺炎表现,症状较轻微,血常规等化验结果未见明显异常,必要时可予胸部 CT 检查评估是否合并肺炎。患者发病 8 天,体内已产生 IgG 抗体,可通过胎盘传至胎儿体内,降低了新生儿罹患先天性水痘综合征的风险。由于患者为剖宫产再孕者,有手术要求,故可按产科指征及建议分娩孕周行剖宫产终止妊娠。为防止产后水平传播,建议暂时母婴分离照顾以减少传播。

易为教授病例点评

妊娠期水痘病毒感染对母儿均带来不良影响。10%～20% 的孕妇水痘感染将发展成肺炎,这是导致孕产妇死亡的重要危险因素。妊娠期水痘可通过胎盘传播,导致胎儿先天性水痘综合征或新生儿水痘。孕妇不同孕期患水痘,胎儿先天性水痘综合征的发生风险分别为妊娠早期 0.4%、中期 2%、孕晚期 0。先天性水痘综合征表现:

皮肤瘢痕形成、四肢发育不全、脉络膜视网膜炎和小头畸形。由于新生儿免疫系统的相对不成熟和缺乏母体抗体保护，分娩前5天到分娩后2天母体发病者，新生儿VZV感染与新生儿死亡率较高。

水痘的诊断通常基于典型的水疱状皮疹的临床表现，因此一般不需要实验室检查。如果需要实验室检查，可以通过定量PCR法检测皮肤破损组织或水疱液中VZV的DNA。

孕期口服阿昔洛韦是安全的，对于有严重VZV感染可能的孕妇，如果皮损发展应考虑用药。由于孕妇分娩前5天内发病，新生儿感染率高，所以如果在这期间内有临产的征兆，可以使用宫缩抑制剂延长待产时间，使母体有足够时间来产生IgG抗体并经胎盘传递给胎儿，同时联合阿昔洛韦治疗，以减少母体和胎儿的并发症。孕妇分娩前5天和产后2天出现感染症状的母体，其生成的IgG抗体不足以经胎盘使胎儿或新生儿产生被动免疫。母体应用水痘-带状疱疹免疫球蛋白后30%～40%的新生儿仍会感染，但并发症会减轻。

对VZV没有免疫力的孕妇应避免接触皮损结痂之前的VZV感染者。如已暴露于初次感染VZV的急性期患者，需要尽快注射水痘-带状疱疹免疫球蛋白，最好在暴露96小时内接受注射，以预防或减轻VZV的感染。当水痘-带状疱疹免疫球蛋白不能在96小时内给予的情况下，仍可在暴露后10天内使用。

【参考文献】

1. 彭忠秀，汤恋花，吴燕荣，等．妊娠期围生期水痘病毒感染的妊娠结局分析．中国实用医药，2019，14（17）：31-32.

2. 董蒲梅，王淼，刘燕敏．2016—2019年中国水痘流行病学特征．中国疫苗和免疫，2020，26（4）：403-406.

3. 吕涛，杨慧霞．妊娠期水痘带状疱疹病毒感染．中国医刊，2008，43（5）：18-21.

4. 王谢桐．美国妇产科医师协会"妊娠期水痘 – 带状疱疹病毒感染的临床实践指南"解读．中国实用妇科与产科杂志，2016，32（6）：508-510.

5. 肖长纪，杨慧霞．《妊娠期微小病毒 B19、水痘带状疱疹病毒及弓形虫感染的临床实践指南》解读．中华围产医学杂志，2015，18（12）：885-888.

（孙芳俐　付冬　整理）

病例 7　妊娠合并新型冠状病毒感染

病历摘要

【基本信息】

患者，女性，28 岁，主因"停经 37⁺⁵ 周，发热 1 天，发现新型冠状病毒核酸阳性半天"急诊入院。

现病史：患者平素月经规律，4/30 天，停经后 36 天查尿 hCG 阳性，无明显早孕反应。孕早期无腹痛及阴道出血，无发热、皮疹及口服药物史，无放射性物质接触史。患者于外院建档，孕期正规检查。停经 12⁺⁶ 周行超声检查，NT 1.7 mm，CRL 7.6 cm，核对孕周相符。孕 17⁺² 周行唐氏筛查为低风险。孕 18⁺ 周自觉胎动至今。孕 21⁺ 周行超声排畸检查未见明显异常。孕 25⁺ 周行 OGTT 检查结果为 4.32 mmol/L、8.08 mmol/L、4.34 mmol/L。孕晚期患者无双下肢水肿，无头晕、眼花等不适。患者一天前出现发热，体温 37.8 ℃，伴咽痛，由 120 闭环转运至当地医院发热门诊，发热伴头痛，监测体温最高达 38.5 ℃，立即采集鼻咽拭子，报告新型冠状病毒核酸检测结果阳性，下午某疾控中心复核结果示 ORF 22.16/20.18，N 18.40/17.94，E 20.36/19.28，故立即转入我院，测体温 38.3 ℃，伴头痛、咽痛，无头晕、眼花、乏力，无咳嗽、咳痰，无鼻塞、流涕，无嗅觉、味觉减退等不适。入院当日自觉胎动稍有减少，约为平素胎动的 2/3，无腹胀、腹痛，无阴道流血及流液等不适。患者孕前体重 50 kg，孕前 BMI 18.37 kg/m²，孕期体重增加 15 kg。

既往史：患者平素健康状况良好，否认高血压、冠心病、糖尿病病史，否认传染病病史，否认食物、药物过敏史，否认手术、外伤史。否认输血史。

个人史：患者中国籍，有新型冠状病毒患者密切接触史，为聚集性发病。患者于 5 天前开始居家隔离，每日监测新型冠状病毒核酸均为阴性，爱人今日核酸结果为阴性。患者今日确诊新型冠状病毒感染。新冠疫苗接种情况：未接种。

月经/婚育史：月经周期，4/30 天。孕 2 产 1，2018 年 10 月足月自娩一活女婴，出生体重 3250 g，现健存。2021 年因胚胎停育行清宫术 1 次。

【体格检查】

体温 38.3 ℃，脉搏 123 次/分，呼吸 23 次/分，血压 123/66 mmHg。身高 165 cm，体重 65 kg，BMI 23.88 kg/m²。患者发育正常，营养良好，神志清楚，精神正常，自主体位，查体合作。心肺视诊、听诊无异常，心率 123 次/分，心律齐，各瓣膜听诊区未闻及病理性杂音，未见异常周围血管征。妊娠晚期腹型，腹部膨隆，子宫放松好，全腹无压痛及反跳痛，双下肢无水肿。

专科检查：宫高 34 cm，腹围 97 cm，未触及明显宫缩。胎位示头位，胎心 155 次/分，先露示浅定，估计胎儿大小 3000 g。阴道检查：宫颈居后，质软，消失 40%，宫口未开，先露 S-2，宫颈评分 4 分，胎膜存在。骨盆测量未见明显异常。头盆评分 8 分。

【辅助检查】

建档医院：血型：A 型，Rh 阳性。入院前 3 天产科超声：头位，双顶径 92 mm，腹围 309 mm，股骨长 69 mm，脐动脉 S/D 2.1，羊水指数 86 mm。

入院当天当地医院：血常规：白细胞 6.45×10^9/L，中性粒细胞百分比 88.7%，淋巴细胞百分比 3.1%，C 反应蛋白 < 0.499 mg/L。

胸部 CT 未查。新型冠状病毒核酸鼻咽拭子初筛阳性。某疾控中心复核结果：ORF 22.16/20.18，N 18.40/17.94，E 20.36/19.28。

【诊断及诊断依据】

诊断：新型冠状病毒感染轻型、孕3产1(孕37^{+5}周、头位、待产)。

诊断依据：该患者有新型冠状病毒患者密切接触史，为聚集性发病，有发热、咽痛症状，新型冠状病毒核酸检测结果：ORF 22.16/20.18，N 18.40/17.94，E 20.36/19.28。符合新型冠状病毒感染轻型的诊断。患者为经产妇，有明确的停经史，孕期规律产检，孕周核对无误，妊娠诊断明确。

【治疗经过】

患者入院后立即行胎心监护，为Ⅱ类图形，反应欠佳，给予吸氧、左侧卧位、静脉补液；予以物理降温，体温由 38.3 ℃降至 37.7 ℃，头痛、咽痛症状缓解；夜间睡眠不佳，给予口服地西泮 5 mg 镇静治疗。完善相关检查示淀粉样蛋白 A 24.2 mg/L，降钙素原＜ 0.5 ng/mL。凝血功能示 PT 10.3 s，APTT 29.1 s，Fb 419 mg/L。超声心动图未见明显异常。产科超声示宫内晚孕，单活胎，头位（左枕前位），双顶径 90 mm，腹围 327 mm，股骨长 70 mm，头围 317 mm，脐动脉 S/D 2.5，羊水指数 114 mm，胎心 155 次 / 分。双下肢血管 B 超示右侧肌间静脉血栓可能。

入院第 2 天患者诉胎动减少，胎心监护示 FHR 140 bpm，变异 0 ～ 5 bpm，反应差，未见明显减速（图 7-1）。立即行 OCT，提示频发的变异减速及晚期减速，OCT 阳性，提示胎儿宫内窘迫。经全院孕产妇抢救小组专家讨论，患者虽为经产妇，但 OCT 阳性，提示胎儿宫内窘迫，建议立即行剖宫产终止妊娠。故当日急诊行子宫下段剖宫产术，过程顺利，术中出血 300 mL，新生儿 Apgar 评分 1 分

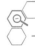

钟、5 分钟、10 分钟均 10 分，出生体重 3150 g。术后 12 小时开始给予低分子肝素抗凝治疗 1 周。术后 2 周因连续 2 次间隔 24 小时呼吸道新型冠状病毒核酸标本 CT 值大于 35，根据《新型冠状病毒肺炎诊疗方案（试行第九版）》诊疗标准，符合出院标准，予以出院。

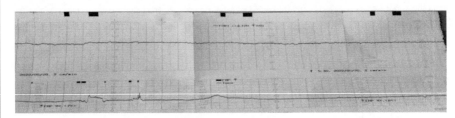

图 7-1　胎心监护

【随访】

产后 40$^+$ 天于外院产科复查，恢复好，无不适。

病例分析

新型冠状病毒感染是由严重急性呼吸综合征冠状病毒 2 型引起的，以干咳、咽痛等呼吸道症状为主，同时可伴有发热、全身无力的传染性疾病。当病情严重时可引起急性呼吸窘迫综合征和多器官功能衰竭。由于其强烈的传染性，在严峻的疫情形势下，孕产妇作为特殊的易感人群需要高度重视。妊娠产生的激素水平和免疫系统功能的变化可能会增加感染病毒的风险。目前对于新型冠状病毒的研究仍处于早期阶段，关于孕妇感染的研究则更少。怀孕期间新型冠状病毒感染的临床表现和疾病严重性与未怀孕的成年人相似，并且可能与不良的围产期结局相关。

妊娠期新型冠状病毒感染患者的临床特点：新型冠状病毒感染孕妇临床表现与普通人群表现相似，并无证据表明新型冠状病毒感染孕妇重症风险更高。症状并无特异性，最常见症状为发热（68%），其次为咳嗽（34%）、疲劳（13%）、气短（12%），腹泻（6%）为较少见的症状。最常见的实验室表现为淋巴细胞减少症和中性粒细胞增多症。约 25% 新型冠状病毒感染孕妇为无症状者，仅约 3.24% 新型冠状病毒感染孕妇需进入重症监护病房。多数妊娠合并新型冠状病毒感染患者预后良好，少数患者病情危重，多见于晚期妊娠和围产期女性。

妊娠期新型冠状病毒感染的治疗：新型冠状病毒感染孕妇治疗应在保证孕妇安全的前提下兼顾胎儿安全，尽量选取对胎儿无害或影响较小的药物。根据需要进行对症支持治疗、抗病毒治疗、经验性抗菌药物治疗，根据病情制订个体化分娩计划。

分娩方式的选择：分娩方式根据产科情况决定，何种分娩方式更安全，目前尚无定论，应结合患者内科病情、胎儿宫内状况、产科因素等多种情况综合分析，以决定最终分娩方式，并适当放宽剖宫产指征。对于内科病情较轻、胎儿宫内状况良好、无产科剖宫产指征的孕妇，应充分交代阴道试产过程中急性胎儿窘迫等风险，产程中应密切监护，做好随时中转急诊剖宫产准备。重型或危重型妊娠患者：应多学科评估继续妊娠的风险，必要时终止妊娠，剖宫产为首选。

该患者有新型冠状病毒感染病例表现，但在围产期应考虑重症发生的可能。入院后予以负压病房单间收治，密切监测胎儿情况，同时因胎儿窘迫，经医院多学科会诊决定予以急诊剖宫产。术后母婴分离，减少产后母婴传播，新生儿转至儿科进行观察。术后患者恢复良好，新生儿无感染。

📋 易为教授病例点评

妊娠合并新型冠状病毒感染在大流行期间是比较常见的，在本

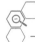
轮疫情中我院共收治孕妇 10^+ 例，均为轻型病例，新型冠状病毒感染孕妇临床表现与非孕妇相似，检查和诊断与普通人群类似，妊娠合并新型冠状病毒感染治疗应在保证孕妇安全的前提下兼顾胎儿安全，尽量选取对胎儿无害或影响较小的药物。确诊孕妇终止妊娠时机需个体化，新型冠状病毒感染不是终止妊娠的指征，病情允许的情况下，如无产科终止妊娠指征，可继续妊娠，避免母婴不良结局。本病例的难点在于评估患者终止妊娠时机、终止妊娠方式及预防新型冠状病毒母婴传播。该患者孕足月，对其胎儿宫内情况监测提示存在胎儿宫内窘迫，须尽快终止妊娠，因此急诊剖宫产终止妊娠以避免母婴不良结局。

【参考文献】

1. CHEN H, GUO J, WANG C, et al. Clinical characteristics and intrauterine vertical transmission potential of COVID-19 infection in nine pregnant women: a retrospective review of medical records. Lancet, 2020, 395（10226）：809-815.

2. YU N, LI W, KANG Q, et al. Clinical features and obstetric and neonatal outcomes of pregnant patients with COVID-19 in Wuhan, China: a retrospective, single-centre, descriptive study. Lancet Infect Dis, 2020, 20（5）：559-564.

3. QIAO J. What are the risks of COVID-19 infection in pregnant women? Lancet, 2020, 395（10226）：760-762.

4. ELSHAFEEY F, MAGDI R, HINDI N, et al. A systematic scoping review of COVID-19 during pregnancy and childbirth. Int J Gynaecol Obstet, 2020, 150（1）：47-52.

5. 中华人民共和国国家卫生健康委员会. 新型冠状病毒肺炎诊疗方案（试行第九版）. 传染病信息, 2022, 35（2）：97-106.

（王文静　王夫川　整理）

病例 8 妊娠合并丙型肝炎

病历摘要

【基本信息】

患者，女性，32 岁，主因"停经 37 周，发现肝功能异常 11 周，加重 1 天"门诊入院。

现病史：患者平素月经规律，7/28 天，停经后 30$^+$ 天查尿 hCG 阳性，有恶心早孕反应。孕 3$^+$ 个月有少许阴道出血，住院保胎 1 周，无发热、皮疹及口服药物史，无放射性物质接触史。停经 11$^+$ 周行超声检查，NT 1.5 mm，核对孕周相符。停经 4$^+$ 个月自觉胎动。患者孕期正规检查，因慢性高血压，孕期口服拉贝洛尔 100 mg qd，孕期监测血压在 120 ～ 140 / 70 ～ 80 mmHg。早孕期查 HCV RNA 3.2 × 10^4 IU/mL、抗 -HCV 阳性。孕 14$^+$ 周行无创胎儿染色体检测为低风险。孕 23$^+$ 周行排畸彩超未见明显异常。孕 26 周行 OGTT 示 4.11 mmol/L、8.68 mmol/L、6.2 mmol/L。患者无恶心、呕吐、纳差，无皮肤瘙痒、皮肤黄染等不适，孕 26$^+$ 周就诊于外院，查肝功能示 ALT 318 U/L，AST 257 U/L，TBA 19.1 μmol/L，HCV RNA 9.8 × 10^5 IU/mL。孕 27$^+$ 周因肝损害加重住院，予以口服熊去氧胆酸、利肝康、水飞蓟宾、五酯胶囊，静脉滴注多烯磷脂酰胆碱、丁二磺酸腺苷蛋氨酸保肝降胆治疗，自诉治疗 5 周后好转出院。出院后继续口服上述药物治疗，未复查肝功能。2 天前患者来我院，复查肝功能示 ALT 485.6 U/L、AST 297.2 U/L、TBA 17.7 μmol/L，HCV RNA 7.8 × 10^4 IU/mL。无见红或阴道流液，无头晕、心慌、眼花，无恶心、呕吐等不适，门诊

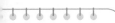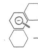

以"妊娠合并慢性丙型肝炎"收入院。

既往史：患者8年前孕检时发现丙型肝炎病毒感染，自诉孕期肝功能异常（具体不详），行剖宫产，产后未再就诊。3年前确诊高血压，具体不详，未监测血压，未口服药物。此次妊娠后口服拉贝洛尔，否认食物、药物过敏史，否认外伤史、输血史。

个人史：患者未到过疫区，无恶性肿瘤或慢性高血压及肝病家族史。

月经/婚育史：月经周期7/28天。孕7产1，2012年因脐带绕颈于外院行剖宫产术，人工流产6次。

【体格检查】

体温36.5℃，脉搏81次/分，呼吸20次/分，血压150/90 mmHg。患者发育正常，营养良好，神志清楚，精神正常。可见肝掌，未见蜘蛛痣，心肺视诊、听诊无异常，心率81次/分，心律齐，各瓣膜听诊区未闻及病理性杂音。妊娠晚期腹型，子宫放松好，全腹无压痛及反跳痛，右侧肋下可触及肝脏，肝区有叩痛，双下肢中度水肿。

专科检查：宫高33 cm，腹围103 cm，未触及明显宫缩。胎位示头位，胎心135次/分，先露示浅定，估计胎儿大小3000 g。

【辅助检查】

血型：O型，Rh阳性。尿常规：尿蛋白阴性。肝功能：ALT 485.6 U/L，AST 297.2 U/L，TBA 17.7 μmol/L。抗HCV阳性，HCV RNA 7.8×10⁴ IU/mL。2020年10月13日产科超声：头位，双顶径87 mm，腹围313 mm，股骨长64 mm，脐动脉S/D 2.6，羊水指数79 mm。

【诊断及诊断依据】

诊断：孕8产1（孕37周、头位）、慢性丙型肝炎、妊娠期肝内胆汁淤积症、瘢痕子宫（剖宫产史）、慢性高血压合并妊娠。

诊断依据：患者 8 年前发现抗 HCV 阳性，具体不详，此次孕期查抗 HCV 阳性，HCV RNA 7.8×10^4 IU/mL，且肝功能持续异常，ALT 485.6 U/L，AST 297.2 U/L，故目前诊断为慢性丙型肝炎。患者 TBA 持续异常，最后一次查 TBA 17.7 μmol/L，故目前考虑诊断肝内胆汁淤积症。患者既往曾行剖宫产 1 次，故诊断瘢痕子宫。患者 3 年前确诊高血压，具体不详，未监测血压，未口服药物。此次孕期口服拉贝洛尔，血压控制可，故诊断慢性高血压合并妊娠。患者肝功能持续异常，有慢性高血压合并子痫前期可能，但患者孕期血压平稳，监测尿蛋白均阴性，故暂不考虑该诊断。

【治疗经过】

患者入院后完善肝胆脾 B 超，未见明显异常，双下肢血管 B 超未见明确血栓形成，监测血压在 150/90 mmHg 左右，故继续给予拉贝洛尔 100 mg qd 口服。胎心监护 NST 反应型。患者孕中晚期反复肝功能异常予以保肝降胆汁酸治疗，近日肝功能再度异常，TBA 升高，考虑保肝降胆汁酸效果差，且已足月，应尽快终止妊娠。患者既往曾行剖宫产 1 次，为瘢痕子宫，故拟行剖宫产终止妊娠。住院后继续保肝及降胆汁酸治疗，住院第 2 天行子宫下段剖宫产术，过程顺利，术中出血 300 mL，新生儿 Apgar 评分 1 分钟、5 分钟、10 分钟均 10 分，出生体重 2700 g。术后恢复好，血压恢复正常，术后第 3 天复查肝功能示 ALT 102 U/L，AST 60 U/L，TBA 10.2 μmol/L，考虑治疗效果好转，予以出院，出院后继续予口服保肝药物治疗。

【随访】

产后第 40$^+$ 天于外院产科复查，恢复好，患者无不适，血压及肝功能均正常，肝脏 B 超未见明显异常。新生儿喂养好，生长情况正常，继续定期复查。

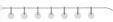

病例分析

　　丙型肝炎是由丙型肝炎病毒（hepatitis C virus，HCV）感染引起的一种传染性疾病，HCV 主要通过输血、血制品、母婴传播等途径传播，母婴传播是 HCV 的主要传播途径，约 20% 感染途径不明，其感染后易转为慢性肝炎，并可导致肝硬化或肝癌等终末期肝病。近年来，妊娠期间孕妇合并丙型肝炎的发病率呈增高趋势，是孕期肝病的主要病因之一。孕期合并 HCV 的多数患者无明显症状，少数临床上主要出现全身乏力、纳差和黄疸等症状，严重者可出现恶心、呕吐、皮肤瘙痒等。急性丙型肝炎孕期的治疗措施主要是对症支持治疗。妊娠期急性或慢性 HCV 感染对妊娠结局没有明显的不良影响，如转氨酶的水平与非妊娠时并无差异。

　　母婴传播：HCV 不经过母乳喂养传播，即便乳汁中含有 HCV RNA，偶尔的接触、共用餐具也不会传播。WHO 推荐母乳喂养，只是在乳头有破裂或出血的时候应暂停母乳喂养。HCV 的母婴垂直传播比 HBV 少见，母体丙型肝炎抗体阳性发生垂直传播的风险约为 2%，如果母体在分娩时 HCV RNA 阳性，特别是超过 10^5 copies/mL，垂直传播的概率增加到 4% ～ 7%；合并有 HIV 感染，母婴传播概率进一步升高达 20%。其他可能增加母婴传播的情况包括阴道分娩时婴儿暴露于病毒污染的血液，破水时间超过 6 小时，胎儿内监护，行头皮血取样或母体单核细胞内存在 HCV。

　　此患者有 HCV 感染病例表现，肝功能异常，入院后严密监测病情变化及胎儿宫内情况，予以保肝、降胆汁酸及支持治疗，预防和治疗并发症，并行剖宫产终止妊娠。该患者经积极治疗后母儿恢复好。

笔记

易为教授病例点评

丙型肝炎的慢性化率达60%～85%，一旦发现丙型肝炎病毒感染，应尽快抗病毒治疗。目前丙型肝炎应用抗病毒治疗效果非常满意，除基因3型丙型肝炎治疗效果稍差，其余各型丙型肝炎治愈率达95%以上。育龄期女性，如果在孕前发现并治疗，可以达到避免孕期肝炎发作和母婴传播的效果。本病例孕前未治疗，孕期肝炎发作，经积极综合治疗保障了母婴安全，但仍应向患者强调产后尽快抗病毒治疗的获益。

孕妇丙型肝炎病毒感染对母儿存在潜在的威胁，可造成自然流产、胎儿生长发育受限、早产、死胎等的发生率明显增高。孕妇在孕晚期及分娩期有急性丙型肝炎，新生儿不良结局增加。早期诊断和积极内科综合支持治疗可以有效地预防和治疗并发症，是改善母婴预后的关键。丙型肝炎可能发生母婴传播，该患者所生儿童应加强随访。

【参考文献】

1. 聂青和，白雪帆，程勇前.妊娠合并乙型肝炎丙型肝炎的传播机制及预防进展.中国实用妇科与产科杂志，2004，20（2）：72-75.

2. WHO.Global health sector strategy on viral hepatitis，2016—2021.[2024-03-04]. http://apps.who.int/iris/bitstream/10665/246177/1/WHO-HIV-2016.06-eng.pdf.

3. 丁国伟，叶少东，黑发欣，等.2016—2017年中国丙型肝炎哨点监测分析.中华流行病学杂志，2019，40（1）：41-45.

4. 国家卫生和计划生育委员会，国家发展和改革委员会，工业和信息化部，等.中国病毒性肝炎防治规划（2017—2020年）.中国病毒病杂志，2018，8（1）：1-5.

5. 中华预防医学会医院感染控制分会，中华医学会感染病学分会，中华预防医学会感染性疾病防控分会.中国丙型病毒性肝炎医院感染防控指南（2021年版）.中国感染控制杂志，2021，20（6）：487-493.

（王文静　王夫川　整理）

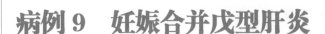

病例 9　妊娠合并戊型肝炎

病历摘要

【基本信息】

患者，女性，25 岁，主因"停经 20^{+3} 周，全身瘙痒伴皮疹 1 周，皮肤黄染 3 天"入院。

现病史：患者平素月经规律，4/30 天，停经后 30^{+} 天查尿 hCG 阳性，无明显早孕反应。孕早期无腹痛及阴道出血，无发热、皮疹及口服药物史，无放射性物质接触史。患者孕期正规产检，早孕期彩超核对孕周无误，NT 彩超未见明显异常，唐氏筛查为低风险。孕 4^{+} 个月自觉胎动至今。患者 1 周前无诱因出现全身瘙痒伴皮疹，就诊于外院皮肤科，予以炉甘石外用，症状加重。3 天前开始出现皮肤黄染、尿黄，伴乏力、纳差，1 天前就诊于我院，查肝功能示 ALT 1004 U/L、AST 2146 U/L、TBA 162.01 μmol/L，无腹痛，无阴道出血、流液，孕期体重增长 3 kg，近 1 周体重降低 2 kg。

既往史：患者平素健康状况良好，否认高血压、冠心病、糖尿病病史，否认传染病病史，有青霉素过敏史，否认手术、外伤史。否认输血史。

个人史：患者及其亲属无肿瘤病史或相关肝炎病史。

月经/婚育史：月经周期 4/30 天。孕 0 产 0。

【体格检查】

体温 37.3 ℃，血压 115/66 mmHg，脉搏 82 次/分，体重 67.5 kg。患者发育正常，营养良好，神志清楚，精神正常。全身皮肤黄染，未见肝掌及蜘蛛痣，双下肢可见红色皮疹伴抓痕。心肺视诊、听诊无异常，心率82次/分，心律齐，各瓣膜听诊区未闻及病理性杂音。腹部柔软，子宫符合孕周大小，全腹无压痛及反跳痛，右侧肋下可触及肝脏，肝脏有触痛，肝区有叩痛，双下肢无水肿。

专科检查：宫高19 cm，腹围90 cm，胎心149次/分。

【辅助检查】

肝功能：ALT 1004 U/L，AST 2146 U/L，TBA 162.01 μmol/L。

【诊断及诊断依据】

诊断：肝功能异常原因待查（急性病毒性肝炎？重度肝内胆汁淤积症？急性脂肪肝？），孕1产0（孕20⁺³周）。

诊断依据：患者既往无乙肝等慢性肝炎及肝病史，孕期急性发病，出现消化道症状、全身黄染、肝脏增大，肝区叩痛、肝功能异常、TBA升高，故诊断肝功能异常原因待查，根据入院病史、查体及实验室检查，考虑急性病毒性肝炎可能性大，因有胆汁酸升高及皮疹、皮肤瘙痒，并且患者急性发病，病情重，故入院后完善化验，重度肝内胆汁淤积症及急性脂肪肝需完善检查进一步排除。

【治疗经过】

入院后立即给予下病重。入院当天产科超声示宫内孕活胎，头位，胎儿各径线符合孕周。腹部超声示肝脏体积增大，胆汁淤积，黏稠，脂肪肝。给予还原型谷胱甘肽、复方甘草酸苷保肝治疗，腺苷蛋氨酸及熊去氧胆酸降胆汁酸治疗，白蛋白、血浆支持治疗及补钾治疗。完善检查，自身免疫性肝病抗体均阴性，狼疮抗凝物未见异常，淀粉酶、脂肪酶无异常，血氨正常。化验血常规、肾功能、凝血功能、尿常规等结果如下：WBC 11.22×10^9/L，NE% 73.5%，Hb 123 g/L，PLT 305×10^9/L，CRP 29 mg/L，PCT 1.59 ng/mL，TBIL

165.4 μmol/L，DBIL 98.0 μmol/L，ALB 35.1 g/L，CREA 51.2 μmol/L，LDH 1792 U/L，K^+ 3.04 mmol/L，PT 13.1 s，PTA 74%，APTT 25.9 s，FIB 3.99 g/L，DD 3.23 mg/L，尿胆红素（+++）。请感染科、消化内科、肝病科、ICU 全院多学科会诊，考虑肝细胞性黄疸，黄疸程度不能用肝胆汁淤积解释，戊型肝炎可能性大，监测 PTA 变化，肌内注射维生素 K_1 复查，继续目前保肝治疗。CRP 升高，可能与肝炎相关，暂不建议用抗生素。给予以上治疗后，ALT、AST、DBIL 等下降，PTA 稍下降，考虑保守治疗有效，终止妊娠风险高，暂不宜终止妊娠，与患者及家属沟通病情，患者及家属要求积极治疗肝病，并要求继续妊娠。入院第 2 天结果回报：戊肝抗体 IgM 阳性，甲肝抗体 IgM 阴性，丙肝抗体阴性，乙肝表面抗体阳性，乙肝抗原及其余抗体均阴性。故肝功能异常原因明确诊断为病毒性肝炎（急性、戊型、重型）。继续上述保肝治疗，效果好，住院 2 周后复查肝功能提示 ALT 87 U/L，AST 156 U/L，TBA 23.2 μmol/L，其他血常规、肾功能、凝血功能及炎性指标等均正常，患者要求出院，嘱出院后继续口服保肝药物，并定期复查肝功能及产检。

【随访】

出院后 2 周左右肝功能恢复正常，孕期随访肝功能均正常，孕足月于外院顺娩一女活婴，体重 3500 g，发育正常。

病例分析

戊型肝炎是由戊型肝炎病毒（hepatitis E virus，HEV）感染引起的一种自限性疾病，HEV 主要通过粪 - 口途径传播。孕妇免疫力低下，易感染戊型肝炎病毒，近年来，妊娠期间孕妇合并戊型肝炎的发病率呈增高趋势，戊型肝炎暴发时期孕妇最易感染，是孕期肝病的主要病因。孕妇中 81% 的暴发性肝衰竭、37% 的急性肝炎由 HEV 感染所致，HEV 感染率在孕晚期较孕早期和中期高，因此对于孕期 HEV 感染更应高度关注。

孕期感染 HEV 的临床特点：妊娠合并戊型肝炎的孕妇出现不能用早孕反应或其他原因解释的消化系统症状（以乏力、纳差为主），严重者出现恶心、呕吐，部分患者有皮肤黄染及巩膜黄染，尿色深黄等。临床表现以尿黄、皮肤瘙痒、恶心、呕吐、乏力及纳差为主。其余病例无明显的消化道系统临床症状。HEV 感染与年龄有一定关系，感染高峰在 26 ～ 35 岁；对于妊娠妇女，感染率在孕晚期较孕早期和中期高。在孕晚期的 HEV 感染亚临床特征表现为低水平的谷丙转氨酶和胆红素、快速消失的抗 HEV IgM 和 IgG。

母婴传播：母婴传播是新生儿感染的主要途径之一。妊娠期感染 HEV 的孕妇分娩的新生儿 HEV 感染率高，且均在母亲怀孕期宫内感染或围产期感染。

该患者有 HEV 感染病例表现，病情重，入院后严密监测病情变化及胎儿宫内情况，给予促胎肺成熟、保肝、降胆汁酸及支持治疗，预防和治疗并发症。妊娠合并重型肝炎根据母儿情况适时终止妊娠。该患者经积极治疗后恢复好。

📋 易为教授病例点评

孕妇戊型肝炎病毒感染对母婴从怀孕到分娩均有严重的威胁，先天畸形、自然流产、胎儿生长发育受限、早产、死胎等的发生率明显增高。戊型肝炎的诊断主要为病原学诊断，但少数患者始终不

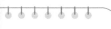

会产生抗 HEV IgM 和抗 HEV IgG，因此当两种检查均为阴性时不能完全排除戊型肝炎，戊型肝炎在发病早期，血液中可存在 HEV RNA，但持续时间不长。

妊娠合并戊型肝炎早期诊断和积极内科综合支持治疗可以有效地预防和治疗并发症，是改善母婴预后的关键。

目前流行病学调查、临床观察及肝组织检查均发现 3% ～ 10% 的急性戊型肝炎有病程超过 6 个月的迁延现象，故该患者产后仍应密切专科随访。

【参考文献】

1. 李凌君，朱永红，王玲，等 . 戊型肝炎病毒传播途径和致病性的研究进展 . 中华流行病学杂志，2009，30（12）：1307-1310.

2. CONG W，SUI J C，ZHANG X Y，et al. Seroprevalence of hepatitis E virus among pregnant women and control subjects in China. J Med Virol，2015，87（3）：446-450.

3. SALAM G D，KUMAR A，KAR P，et al. Serum tumor necrosis factor-alpha level in hepatitis E virus-related acute viral hepatitis and fulminant hepatic failure in pregnant women. Hepatol Res，2013，43（8）：826-835.

4. 刘晓燕，苏海滨，胡瑾华，等 . 妊娠期合并戊型肝炎病毒感染相关机制的研究进展 . 解放军医学院学报，2016，37（9）：1013-1016.

5. JILANI N，DAS B C，HUSAIN S A，et al. Hepatitis E virus infection and fulminant hepatic failure during pregnancy. J Gastroenterol Hepatol，2007，22（5）：676-682.

（王夫川　王文静　整理）

病例 10　妊娠合并 GBS 感染

病历摘要

【基本信息】

患者，女性，31 岁，主因"停经 37^{+1} 周，阴道流液 1$^+$ 小时"入院。

现病史：平素月经规律，7/30 天，停经 6 周开始出现轻度早孕反应，停经 12$^+$ 周超声提示 NT 1.5 mm，相当于宫内孕 12 周，核对预产期准确。于我院建档产检，孕早期无阴道流血及腹痛，无发热、皮疹，无毒物及放射线接触史，因慢性高血压合并妊娠，孕期口服拉贝洛尔控制血压，控制尚可，血压波动于 123～150 /72～99 mmHg。停经 4$^+$ 个月自觉胎动。孕 19$^+$ 周行唐氏筛查提示 21- 三体临界风险，行无创 DNA 检查，检查结果为低风险。孕 23$^+$ 周行超声筛查未见胎儿结构异常。患者于孕前诊断为 2 型糖尿病（自诉孕前通过饮食、运动控制血糖，控制可），孕期监测血糖控制不满意，空腹血糖 5～6 mmol/L，餐后 2 小时血糖 6～8 mmol/L，孕 28 周开始加用胰岛素控制血糖，孕期血糖控制基本满意。孕期血压最高 151/104 mmHg，孕 36$^+$ 周 B 族链球菌（group B streptococcus，GBS）检测阳性。患者 1 小时前阴道流液急诊来院，偶有下腹部不适，未见红，以"胎膜早破、慢性高血压合并妊娠、孕 37^{+1} 周、待产"收入院。孕前体重 82 kg，孕前 BMI 32.8 kg/m^2，孕期体重增加 10 kg。

既往史：高血压、糖尿病病史 2$^+$ 年，血压、血糖控制可。否认外伤输血史，否认药物、食物过敏史。否认家族性遗传病史。

个人史：否认地方病疫区居住史，否认传染病疫区生活史，无冶游史，否认吸烟、饮酒。

月经/婚育史：月经规律，14岁初潮，7/30天，月经量中等，无痛经。已婚，孕1产1，2014年自娩一女，体重3350 g，女儿体健。

【体格检查】

体温36.5 ℃，脉搏82次/分，呼吸20次/分，血压156/103 mmHg，患者发育正常，营养中等，神志清，精神好。全身皮肤黏膜无黄染、出血点及皮疹，全身浅表淋巴结未触及肿大，心肺未闻及异常，腹部膨隆，如孕足月大小，无压痛，肝脾肋下未触及，双下肢无水肿。

产科查体：宫高34 cm，腹围106 cm，先露头，胎头浅定，胎心142次/分，胎儿估计3000 g。阴道检查：宫颈消失90%，质软，居中，宫口未开，先露S-2，胎膜已破。

【辅助检查】

血常规：Hb 114 g/L。尿蛋白微量。肝功能：ALT 8.8 U/L、AST 13.2 U/L。即刻血糖7.2 mmol/L。产科超声：宫内单胎，胎头位于耻上，BPD 93 mm，AC 320 mm，FL 67 mm，脐动脉S/D 2.6，AFI 67 mm，脐带绕颈1周。

【诊断及诊断依据】

诊断：胎膜早破、妊娠合并B族链球菌感染、慢性高血压合并妊娠、孕2产1（孕37[+1]周、头位、待产）、糖尿病合并妊娠、肥胖。

诊断依据：患者孕36[+]周GBS检测阳性，妊娠合并B族链球菌感染诊断成立。

【治疗经过】

入院后给予负荷量青霉素500万单位静脉滴注，之后每4小时静脉滴注青霉素250万单位直至分娩。监测血压、血糖及尿蛋白定量。入院后24小时尿蛋白定量135.85 mg。血压波动于139～150/

90 ～ 104 mmHg，血糖尚可。破膜 2 小时后无规律宫缩，给予缩宫素静脉滴注引产，分娩一体重 2800 g 活男婴，Apgar 评分 1 分钟、5 分钟、10 分钟均为 10 分，羊水清亮，出血 330 mL。新生儿出生后因"高危儿"转入儿科（其母亲患糖尿病），出生后给予 GBS 检测阴性。产妇产后第 3 天出院。

【随访】

患儿出生后第 5 天出院。产妇产后第 42 天门诊复查，无不适，月经无复潮，子宫复旧可，阴道检查未见异常。

病例分析

　　GBS 是一种革兰阳性链球菌，最先从患乳腺炎的牛中分离，又称无乳链球菌，正常寄居于阴道和直肠，是一种条件致病菌。最早于 20 世纪 30 年代被首次报道为产褥期感染的主要致病菌，尤其是妊娠晚期、产时带菌，GBS 通过阴道上行扩散使胎儿发生宫内感染，或在分娩的时候，使婴儿吸入含有 GBS 的阴道分泌物，造成新生儿在产时感染，这些都会增加新生儿发生脑膜炎、肺炎、败血症等情况，部分重症感染新生儿可死亡。凡新生儿在出生后数天就发生感染者，其微生物几乎均从母体生殖道获得。近年来发现 GBS 是引起新生儿早发型败血症和脑膜炎的主要致病菌，且感染率不断升高。并有研究得出孕晚期生殖道 GBS 感染致胎膜早破率、宫内感染率和胎儿窘迫率均高于孕晚期生殖道 GBS 未感染者。

　　多数孕妇为带菌状态，健康人群带菌率可达 15% ～ 35%，缺乏临床症状，其中母婴垂直传播率高达 40%。采取积极的检测方法，发现 GBS 阳性的孕妇，给予及时的干预，阻断 GBS 传播，减少不良

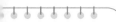 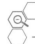
情况的发生是十分必要的。常规阴道拭子培养法是鉴定 GBS 定植的重要方法，可有效检测 GBS 定植情况，为临床 GBS 感染防治提供指导，但检出率偏低，易造成漏诊。阴道直肠拭子次代接种法进行多点位采样，确保采样的丰富性，并采用次代接种，进行细菌扩增，有利于增加 GBS 菌群数量，对 GBS 检出具有重要作用。孕妇阴道 GBS 定植率因人群、地域、生活状况等因素差异而有所变化，检出率也受孕周、取材部位、检测方法多种因素影响。

有研究报道孕期糖尿病、肥胖是 GBS 感染的高危因素。对高危人群建议孕晚期检测 GBS，分娩前给予预防性使用抗生素，减少新生儿感染不良结局的发生。

📋 李丽教授病例点评

GBS 是导致新生儿感染的主要病原体。孕妇消化道和泌尿生殖道 GBS 定植是新生儿早发型 GBS 病的主要危险因素，约 50% GBS 定植的孕妇会将细菌传播给新生儿。若产时未预防性静脉应用抗生素，1% ～ 2% 的新生儿会发生早发型 GBS 病。

本例患者肥胖，妊娠合并糖尿病，BMI > 30 kg/m^2，为 GBS 感染的高危人群，孕期给予控制血糖，孕 36$^+$ 周筛查 GBS 阳性，孕 37$^+$ 周发生了胎膜早破，入院后诊断明确，处理及时，给予预防性应用青霉素，阻断了新生儿 GBS 感染的机会，避免了新生儿不良结局的发生。由此可见，孕期要提高对 GBS 导致新生儿感染的重视，注意加强 GBS 的宣教及监测，重视高危因素，并给予相应的处理，以期减少母儿的并发症，取得较好的预后。

我国专家共识推荐对所有孕 35 ～ 37 周的孕妇进行 GBS 筛查，

笔记

孕期患 GBS 菌尿者或既往有新生儿 GBS 病史者可直接按 GBS 阳性处理（Ⅰ级推荐，B 级证据）。对于条件不足的机构，推荐基于危险因素（产时发热 ≥ 38 ℃、早产不可避免、未足月胎膜早破、胎膜破裂 ≥ 18 小时）进行预防性治疗（Ⅰ级推荐，B 级证据）。GBS 筛查有效期为 5 周，若 GBS 阴性者超过 5 周未分娩，建议重复筛查。孕 35 ～ 37 周 GBS 筛查为阳性的孕妇，或既往有新生儿 GBS 病史者，或此次孕期尿 GBS 阳性者，在发生胎膜早破或进入产程后，建议针对 GBS 预防性使用抗生素。产时针对 GBS 预防性应用抗生素的首选方案是静脉滴注青霉素。综上所述，对孕妇进行孕晚期 GBS 定植筛查及围产期预防性使用抗生素的综合措施，能够显著减少侵袭性 GBS 感染发生率，改善母儿结局。

【参考文献】

1. 孟婵，周洁琼，钟媛媛．妊娠晚期阴道、直肠分泌物 B 族链球菌检测阳性孕产妇抗菌药物干预治疗观察．山东医药，2019，59（36）：64-66.

2. 郑海燕，温素珍，李文婷，等．韶关市 2821 名孕妇围产期 B 族链球菌感染率调查及防治研究．中国初级卫生保健，2015，29（1）：73-74，77.

3. 王莹，何佩，陈莉，等．孕晚期生殖道 B 族链球菌感染的影响因素分析．中华医院感染学杂志，2019，29（17）：2700-2704.

4. 孙丹华，李宣，杨翠芳．孕末期下生殖道感染检测分析以及对妊娠结局的影响．中国综合临床，2014，30（4）：347-349.

5. 龚明霞，杜丹，潘东娜．妊娠晚期孕妇 B 族链球菌带菌危险因素及对妊娠结局的影响．中国妇幼保健，2017，32（13）：2902-2904.

6. 贾忠兰，卢新，许丽风．三种方法筛查孕妇 B 族链球菌的效果评价．标记免疫分析与临床，2017，24（3）：338-340.

7. 中华医学会围产医学分会，中华医学会妇产科学分会产科学组．预防围产期 B 族链球菌病（中国）专家共识．中华围产医学杂志，2021，24（8）：561-566.

（许仲婷　曹秀贞　整理）

病例11   妊娠合并羊膜腔感染

病历摘要

【基本信息】

患者，女性，25岁，主因"停经 30^{+1} 周，阴道流液 2 天，发热 2 小时"急诊入院。

现病史：平素月经规律，5/30 天，停经 40^+ 天自测尿妊娠试验阳性，停经 6 周开始出现轻度早孕反应，停经 12^{+2} 周超声提示 NT 1.2 mm，相当于宫内孕 12 周，核对预产期准确。于我院建档，规律产检。孕早期无阴道流血及腹痛，无发热、皮疹，无药物、毒物及放射线接触史。孕 16^{+2} 周行唐氏筛查提示低风险。孕 22^{+5} 周行超声筛查未见明确胎儿结构异常。孕 24 周行 75 g OGTT 正常。孕晚期无头晕、头痛、视物不清及双下肢水肿。自诉孕期阴道分泌物无明显增多，无瘙痒、异味等症状。2 天前开始无明显诱因间断少量阴道流液，未在意亦未就诊。2 小时前开始发热，自测体温 38.6 ℃，无其他不适，急诊来院，门诊以"胎膜早破、羊膜腔感染?"收入院。

既往史：体健，否认高血压、糖尿病、心脏病等内科疾病，否认外伤、手术和输血史，否认药物、食物过敏史。否认家族性遗传病史，否认烟酒嗜好。

个人史：23 岁结婚，孕 0 产 0，丈夫 27 岁，体健。

【体格检查】

体温 38.9 ℃，脉搏 112 次 / 分，呼吸 20 次 / 分，血压 120/70 mmHg，心肺查体无异，腹软，肝脾触诊不清，子宫体轻压痛，子宫松弛好，双下肢无水肿。

专科查体：宫高 28 cm，腹围 86 cm，先露头，胎头浮，胎心 165 次 / 分。阴道检查：可见淡黄色液体流出，内含胎脂，无明显异味，后穹窿可见羊水池，宫颈消失 50%，质中，居中，宫口未开。骨盆检查：出口横径 8.5 cm。

【辅助检查】

胎心监护：基线 160 bpm，变异中度，20 分钟内胎动 4 次，胎动时胎心加速大于 15 次 / 分，持续时间大于 15 秒，20 分钟可见 2 次宫缩，强度（＋）。血常规：WBC 18×10^9/L，NE% 93%，Hb 112 g/L，PLT 152×10^9/L，CRP 72 mg/dL，PCT 2.26 ng/mL。产科超声：宫内单胎，胎头位于耻上，BPD 79 mm，HC 285 mm，AC 252 mm，FL 56 mm，胎心率 164 次 / 分，脐动脉 S/D 2.6，AFI 179 mm，胎盘位于后壁，Ⅰ级。

【诊断及诊断依据】

诊断：妊娠合并羊膜腔感染、胎膜早破、孕 1 产 0（孕 30^{+1} 周、头位）、先兆早产。

诊断依据：孕 30 周，胎膜早破，出现发热症状，体温 38.9 ℃，脉搏增快（112 次 / 分），胎心率增快（164 次 / 分），查体子宫体有轻压痛，血常规 WBC 18×10^9/L，NE% 93%，CRP 72 mg/dL，PCT 2.26 ng/mL，外周血化验提示有感染迹象，故诊断成立。

【治疗经过】

入院后监测胎心胎动，留取宫颈分泌物培养及血培养，给予头孢哌酮舒巴坦钠 3 g q12h，静脉滴注抗感染治疗，予以地塞米松 6 mg q12h，肌内注射促胎肺成熟治疗，向患者及家属交代病情：羊膜腔感染，应尽快终止妊娠，目前宫颈不成熟，短期内不能阴道分娩，需尽快行剖宫产。患者及家属同意手术。立即术前准备，请儿科医生看台，在连续硬膜外麻醉下行子宫下段剖宫产术。剖娩一体重1675 g 活女婴，Apgar 评分 1 分钟、5 分钟、10 分钟各为 8 分（呼吸与肌张力各减 1 分）、10 分、10 分，新生儿转外院 NICU。术中羊水Ⅱ度浑浊，取羊膜腔及新生儿耳拭子送培养，碘伏纱布擦洗宫腔，子宫收缩较差，予以卡前列素氨丁三醇 250 μg 肌内注射后宫缩好转。术中出血 600 mL，术后安返病房。术日及术后第 1 天体温波动于37.0 ～ 38.5 ℃，术后第 1 天羊膜腔培养回报大肠埃希菌感染，头孢哌酮舒巴坦钠为敏感抗生素，血培养阴性。术后第 2 天开始体温完全正常。术后第 3 天复查血常规、C 反应蛋白及降钙素原均正常。术后抗生素应用 7 天。术后第 5 天胎盘病理回报绒毛膜羊膜炎。血培养 / 胎盘子母面培养及新生儿耳咽拭子培养回报均无细菌生长。术后第 7 天腹部伤口Ⅱ / 甲级愈合，痊愈出院。

出院诊断：妊娠合并羊膜腔感染、胎膜早破、孕 1 产 1（孕30^{+1} 周、枕左前位剖宫产）、早产、产后出血（600 mL）、早产儿。

【随访】

产妇出院后 1 周，一般情况好，无发热、腹痛等症状，阴道恶露少，无异味，产后第 42 天复查未见明显异常。新生儿于出生后第3 周出院回家，发育和营养状况良好。

病例分析

羊膜腔感染是妊娠期及分娩期的严重并发症，15% 的胎膜早破可并发羊膜腔感染，导致母体产褥期感染、胎儿窘迫、死胎、产后出血、子宫内膜炎、腹膜炎、败血症、新生儿的早发感染及新生儿脓毒症等。羊膜腔感染是由病原体进入羊膜腔，从而引起胎盘、胎膜、羊水、蜕膜、胎儿、脐带任一部位的感染，常见病原体有B族链球菌、支原体、衣原体、淋病奈瑟菌、阴道毛滴虫、阴道加德纳菌、拟杆菌属、大肠埃希菌等，其他还包括性传播疾病、病毒感染等。本病例宫颈分泌物培养回报大肠埃希菌感染。

关于羊膜腔感染的诊断主要根据临床症状和血液检查，孕妇体温升高（≥ 37.8 ℃）、脉搏增快（≥ 100 次 / 分）、胎心率增快（≥ 160 次 / 分）、宫底有压痛、阴道分泌物异味、外周血白细胞计数升高（≥ 15×10^9/L 或核左移），排除其他原因引起的体温升高，孕妇体温升高同时伴有上述 2 个或以上的症状或体征即可诊断。该孕妇临床表现典型，依据临床表现即可诊断；术后的培养及病理结果均进一步支持羊膜腔感染的诊断。

羊膜腔感染一经确诊，无论孕周大小，应尽快终止妊娠。同时及时使用广谱抗生素，尽早选择敏感、可穿透胎盘和毒性小的抗生素，如有药敏结果，则选择相应的敏感抗生素，根据病情调整抗生素的种类及使用时间。同时可以使用退热药，以减少孕妇的产时发热，缓解胎儿心动过速，首选药物是对乙酰氨基酚，并给予物理降温，如降低室温、去除被子和毛毯、使用冷却毯、温水擦浴腋下和颈下等。

妊娠状态不解除羊膜腔感染无法治愈，随着感染时间延长，新生儿感染和死胎、死产的可能性越高，产后感染风险也越高。终止妊娠的方式应根据孕周、胎儿及产妇情况等综合因素来决定。不具备阴道分娩条件者，均应选择剖宫产结束分娩。若产妇已临产估计短时间内可以阴道分娩，产程进展快，征求患者及家属意见权衡利弊，行阴道分娩，产程中密切注意胎心变化，有无胎儿窘迫的发生。

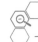

无论何种分娩方式，均做好新生儿复苏的准备。新生儿一出生应立即清理呼吸道，尽量去除咽喉及气管的羊水、黏液和胎粪等，行咽、耳、脐血等细菌培养及药敏试验，并转至新生儿监护病房进一步抗感染治疗，可将青霉素和（或）氨苄西林、头孢菌素作为初选药物。

综上处理，该孕妇羊膜腔感染，经剖宫产术仅出现了产后出血（600 mL）的并发症，经过及愈合均良好，新生儿亦结局良好。

易为教授病例点评

羊膜腔感染的高危因素：①胎膜早破，完整的胎膜是母婴预防感染的重要防御系统，胎膜早破时间长短与绒毛膜羊膜炎发生率成正比，尤其是破膜时间＞24小时的孕妇。故应对不同孕周胎膜早破的患者进行围产期监护，积极预防及控制羊膜腔感染综合征的发生。②孕妇的机体抵抗力下降。③医源性感染（如宫腔内操作、阴道检查、人工破膜等）。④其他因素，如胎粪污染等。

羊膜腔感染可分为：临床羊膜腔感染、亚临床羊膜腔感染、羊膜腔炎症反应及单纯的组织病理性绒毛膜羊膜炎。临床羊膜腔感染需要根据临床表现及实验室检查，尽早诊断并积极处理，才能保证母婴安全。分娩后对胎盘的组织学鉴定和羊水的微生物测试，均能有效帮助诊断，但是临床的应用比较受限，且不能作为诊断羊膜腔感染的金标准。亚临床羊膜腔感染一般无典型的临床症状，病原菌的侵入可以导致胎盘组织上的病理改变和胎儿宫内的炎症反应综合征，也可以没有组织病理改变，临床最常出现胎膜早破和早产。亚临床感染的表现不典型，所以不易识别，缺乏特别有效的预防措施，给临床决策带来困难。对于不明原因的胎膜早破及早产，需要提高警惕，积极预防，亚临床羊膜腔感染可进展为临床羊膜腔感染。羊膜腔炎症反应及单纯的组织病理性绒毛膜羊膜炎，多是在检验时发现的，比较隐匿，也成为临床胎膜早破及早产的主要原因。

临床需要积极预防羊膜腔感染的发生，减少母婴的并发症，对于诊断明确者，需要积极终止妊娠，并给予充分的抗感染治疗。对于有典型的临床感染症状但无病理支持的情况，新生儿亦需要给予积极的预防感染治疗。

【参考文献】

1. SWEET R L，GIBBS R S. Infectious diseases of the female genital tract. Fifth edition. Wolters，asluwer/Lippincott Williams & Wilkins，2009：311-319.

2. 中华医学会妇产科学分会产科学组 . 胎膜早破的诊断与处理指南（2015）. 中华妇产科杂志，2015，50（1）：3-8.

3. KIM C J，ROMERO R，CHAEMSAITHONG P，et al. Acute chorioamnionitis and funisitis：definition，pathologic features，and clinical significance. Am J Obstet Gynecol，2015，213（4 Suppl）：S29-52.

4. CHAN G J，SILVERMAN M，ZAMAN M，et al. Prevalence and risk factors of chorioamnionitis in Dhaka，Bangladesh. J Perinatol，2016，36（12）：1039-1044.

（许艳丽　周明芳　整理）

病例 12　重症产褥感染

病历摘要

【基本信息】

患者，女性，30岁，主因"停经 39^{+2} 周，不规律下腹痛伴见红 6 小时"门诊入院。

现病史：患者平素月经规律，停经 30$^+$ 天查尿 hCG 阳性，停经 40$^+$ 天出现恶心、呕吐等早孕反应，孕早期无发热、皮疹及接触放射线史，停经 9$^+$ 周查 HBV DNA 4.32 × 10^3 IU/L，HBsAg 阳性，HBeAg 阳性，AntiHBc 阳性，肝功能正常，未用药。孕 11$^+$ 周超声提示 NT 0.6 mm，核对孕周与停经周数相符，孕 4$^+$ 个月自觉胎动至今，孕 16$^+$ 周唐氏筛查提示低风险，孕 22$^+$ 周外院行排畸超声提示胎儿左侧脑室后角宽 8.8 mm，右侧脑室后角宽 7.5 mm。孕 24$^+$ 周 OGTT 示 4.16 mmol/L、9.81 mmol/L、7.39 mmol/L，孕中晚期超声正常。孕 26$^+$ 周查 HBV DNA 5.47 × 10^3 IU/L，肝功能正常。20 天前产检发现肝功能异常，AST 442.00 U/L，ALT 73.10 U/L，HBV DNA 5.86 × 10^3 IU/L，因诊断慢性乙型肝炎收入院，给予保肝治疗正常后出院。孕晚期患者未自觉双下肢水肿，无头晕、眼花等不适，孕 36 周门诊 GBS 检查阴性。6 小时前出现不规律下腹痛及见红就诊，门诊以"孕 3 产 0（孕 39^{+2} 周、头位）、先兆临产"收入院。孕前体重 56 kg，BMI 20 kg/m^2，孕期体重增加 15 kg。

既往史：患者 20 年前体检发现 HBsAg 阳性，肝功能正常，未行抗病毒治疗。否认其他重大疾病史，否认手术、外伤史，否认药物过敏，否认输血史。

个人史：否认地方病疫区居住史，否认传染病疫区生活史，无冶游史，否认饮酒史。

月经/婚育史：月经规律，14岁初潮5～6/30天，量中等，无痛经。已婚，孕2产0，2006年人工流产1次，2007年药物流产1次。

【体格检查】

体温36.1℃，脉搏80次/分，呼吸20次/分，血压115/70 mmHg，心肺未闻及异常，腹部膨隆，如孕足月大小，双下肢无水肿。

专科检查：宫高35 cm，腹围105 cm，有不规律宫缩，头位，胎心135次/分，估计胎儿大小3500 g。阴道检查：外阴已婚未产型，阴道通畅，宫颈质软，消失60%，居中，宫口未开，先露S-2。宫颈评分6分。胎膜存在。骨盆内外测量正常。

【辅助检查】

血常规Hb 117.00 g/L，尿蛋白阴性，肝功能正常，HBsAg阳性，HBV DNA 1.64×10^2 IU/L。产科彩超提示头位，单活胎，BPD 94 mm，AC 336 mm，FL 75 mm，AFI 94 mm，脐动脉S/D 1.7。

【诊断及诊断依据】

诊断：孕3产0（孕39$^+$周、头位、先兆临产）、慢性乙型肝炎。

诊断依据：根据患者既往孕产史、末次月经、宫高腹围、B超结果，核对孕周无误，患者现有见红，不规律宫缩，诊断为先兆临产；患者有多年HBsAg阳性病史，曾有肝功能异常，诊断为慢性乙型肝炎。

【治疗经过】

入院后完善检查未见异常，胎儿中等大小，骨盆正常，予以阴道试产。入院第2天自然破水，宫缩好，送入产房待产，给予五水头孢唑林钠 2 g/d 预防感染。入院第 3 天，破水后 25 小时，患者体温升高，最高 38.4 ℃，心率 110 次/分，WBC 14.38×10⁹/L，NE% 91.94%，Hb 115.00 g/L，PLT 147×10⁹/L，CRP 124.2 mg/L，阴道检查示宫口开大 3⁺cm，胎心 165 次/分，考虑绒毛膜羊膜炎不除外，目前患者宫缩欠佳，短时间不能经阴道分娩，向患者及家属交代病情后建议剖宫产结束分娩，术中以头位娩一女活婴，体重 3500 g，Apgar 评分 1 分钟、5 分钟、10 分钟均 10 分，羊水清亮、量 400 mL，胎盘、胎膜娩出完整，同时给予胎盘子面、母面及新生儿耳拭子培养。子宫收缩差，给予按摩子宫 + 宫缩剂后均未好转，行 B-Lynch 缝合后出血减少，术中共出血约 800 mL。术后继续给予缩宫素促子宫收缩，五水头孢唑林钠 2 g/d 抗感染。术后第 2 天，患者出现发热，体温最高达 39.5 ℃，宫底脐下 3 指，轻压痛，恶露不多。血常规示 WBC 13.38×10⁹/L，NE% 90.94%，Hb 98.00 g/L，PLT 143×10⁹/L，PCT 0.53 ng/mL，CRP 150.2 mg/L。抗生素升级为头孢哌酮舒巴坦钠，并做血培养。妇科超声：子宫前壁下段混合回声，大小约 87 mm×90 mm×77 mm，考虑盆腔脓肿，继续抗感染。术后第 3～5 天，间断体温升高，最高达 38.4 ℃，伤口周围隐痛，尿常规示 BLD（++），Pro（−），送尿培养检查，泌尿系统超声未见明显异常。血培养回报：未见细菌及真菌生长。术后第 6 天，患者体温正常，血常规示 WBC 18.64×10⁹/L，NE% 80.14%，Hb 100.00 g/L，CRP 81.30 mg/L，PCT 0.07 ng/mL。尿培养回报：未见细菌及真菌生长。胎盘子面、母面细菌培养：可见表皮葡萄球菌生长，无真菌生长。药敏提示碳青霉烯类敏感。新生儿耳拭子未见细菌生长。盆腹腔 CT 提示脓肿局限，腹腔未见明显感染灶。复查超声提示子宫前壁下段混合回声与前次相比减小，大小约 58 mm×56 mm×51 mm，行超声引导下穿刺术，抽出脓性浑浊液体约 30 mL，送涂片检查，生理盐水冲洗脓腔。组织院内多学科会诊。ICU：建议抗生素升级为美罗培南。感染科：考虑盆腔脓肿，建议使用美罗培南抗感染，冲洗引流脓腔。泌尿外科：患者体温正常，无泌尿系感染症状，尿检正常，目前不考虑泌尿系感染，同意上述治疗方案。普外科：脓肿局限，保持引流通畅，暂不行开腹探查术，建议继续抗感染。术后第 7 天，体温 37.1 ～ 38.1 ℃，阴道排出 30 mm × 40 mm 血块，恶露无异味，查体示子宫体压痛明显。超声提示子宫前壁下段混合回声较前次超声检查稍减小，大小约 60 mm × 54 mm × 46 mm。术后第 9 天，患者自觉明显腹胀，子宫体压痛明显，冲洗脓腔有阴道流液，考虑腹壁脓腔与子宫阴道相通。脓液涂片可见 G^+ 球菌、G^+ 杆菌、G^- 杆菌。全院会诊：根据感染指标考虑患者目前无全身感染症状，以局部感染为主，抗生素 + 引流治疗后效果不佳，建议行剖腹探查术。术中见腹直肌下脓性液体约 20 mL，脓液送培养，进入腹腔后见大网膜与子宫前壁广泛粘连，子宫如孕 4 个月大小，Lynch 缝合线已溶解，子宫切口下缘 B-Lynch 缝合结扎处裂开约 8 cm，组织糟脆，可见脓苔。向患者家属交代病情，其要求尽量保留子宫，故充分清创，切除组织送病理检查，术后转入 ICU 综合治疗。术后 12 日，体温正常，复查血常规 WBC $8.93 × 10^9$/L，NE% 70.11%，Hb 98.0 g/L，CRP 4.9 mg/L，PCT $<$ 0.05 ng/mL。术中脓液细菌 + 真菌培养回报：可见表皮葡萄球菌生长，无真菌生长。子宫切口组织病理回报（图 12-1、图 12-2）：平滑肌组织，大部分出血梗死，伴急性炎症反应。术后 16 天复查血培养回报未见细菌生长，复查超声示下腹壁未见明显异常回声，痊愈出院。

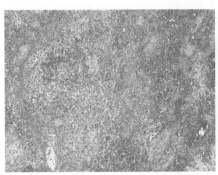

图 12-1　组织出血坏死（HE×10）

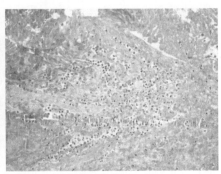

图 12-2　中性粒细胞浸润（HE×20）

出院诊断：腹腔壁脓肿、产褥期感染、继发性子宫收缩乏力、产后出血、胎膜早破、孕 3 产 1（孕 39^{+3} 周、头位、剖宫产）、B-Lynch 缝合术后、绒毛膜羊膜炎、慢性乙型肝炎、足月适龄儿。

【随访】

产后第 42 天患者门诊复查，无不适，月经无复潮，腹部伤口愈合良好，子宫复旧可。阴道检查未见异常。腹部超声提示子宫附件未见异常。

📋 病例分析

产褥期感染是指产妇分娩过程中及产褥期生殖道受到病原体侵袭而发生局部或全身的感染，引起全身性的炎症反应。引起产褥期感染常见的病原体包括粪链球菌、金黄色葡萄球菌、梭状芽孢杆菌、厌氧链球菌等，一旦发生产褥期感染会严重影响患者的生活质量，甚至会威胁到母婴安全。张琴芳等（2021）通过对 1957 例产妇资料分析发现，产褥期感染的主要影响因素包括破膜时间、是否合并生殖道炎症、分娩方式、手术操作、产前贫血及产后出血等。

近年来，随着人们生活方式的改变和全面二孩政策的实施，妊娠期高危因素也随之增加，从而导致分娩方式和妊娠结局也随之变化。高危产妇由于自身免疫力低下、血糖控制不良及低蛋白血症等，加之手术切口缺血水肿、创面较大及暴露时间长等因素，均增加了感染的风险。本病例是阴道试产过程中发生绒毛膜羊膜炎转为剖宫产，破膜时间长、产后出血、手术止血方式等均可增加产褥期感染的风险，但通过多学科会诊和及时救治，保留了子宫。所以在临床工作中严格无菌操作、减少阴道检查、减少手术操作损伤产道、产褥期注意会阴伤口及个人卫生等，可减少感染风险，针对产妇产褥期感染积极采取有效的措施，以保障母婴的健康和安全。

李丽教授病例点评

　　患者为青年女性，停经 39^{+2} 周，见红 6 小时，既往 HBsAg 阳性病史，肝功能异常，入院诊断为孕 3 产 0（孕 39^{+2} 周、头位）、先兆临产、慢性乙型肝炎明确。试产后因绒毛膜羊膜炎中转剖宫产，子宫收缩乏力导致产后出血，术中行 B-Lynch 缝合术，术后出现发热、盆腔脓肿，经多学科会诊后行剖腹探查术，发现子宫切口缺血坏死、感染，导致重症产褥感染。该病例中患者破膜时间长、绒毛膜羊膜炎、试产后剖宫产、产后出血等都是感染的高危因素，应积极抗感染治疗。对于具有感染高危因素或严重感染者抗生素应及时升级，尽量依据培养和药敏结果选择。诊治过程中院内多学科会诊为保障母婴安全起到重要的作用。

笔记

【参考文献】

1. 张琴芳，董丽华，沈叶琴. 不同分娩方式高危产妇产褥期感染的妊娠结局和危险因素. 中国妇幼保健，2021，36（11）：2609-2612.

2. JAIN I，SARKAR P，DANGER J L，et al. A mobile genetic element promotes the association between serotype M28 group a streptococcus isolates and cases of puerperal sepsis. J Infect Dis，2019，220（5）：882-891.

3. SUBRAMANIAM A，PTACEK T，LOBASHEVSKY E，et al. Midtrimester cervicovaginal microbiota：identification of microbial variations associated with puerperal infection at term. Am J Perinatol，2016，33（12）：1165-1175.

（赵智宏 胡玉红 整理）

病例 13 妊娠合并梅毒

病历摘要

【基本信息】

患者，女性，32岁，主因"停经 34^{+6} 周，发现羊水量少 1 天"入院。

现病史：患者平素月经规律，3～7 / 30 天，末次月经 2017 年 9 月 28 日，预产期 2018 年 7 月 5 日。停经 40^{+} 天查尿 hCG 阳性。孕早期无腹痛、阴道流血，无发热、皮疹及用药，无放射性物质接触史。孕期未建档，不规律外院产检。孕 19^{+} 周外院唐氏筛查示 21- 三体综合征高风险，建议行羊水穿刺产前诊断，患者拒绝。孕 24^{+} 周超声提示胎儿相当于宫内孕 23^{+} 周，孕 27^{+} 周 75 g OGTT 正常。孕 34^{+} 周产检超声提示胎儿相当于宫内孕 33 周，羊水指数 58 mm，头围及股骨长均小于正常孕周 2SD，外院化验梅毒甲苯胺红不加热血清试验 1 : 2，梅毒螺旋体抗体阳性，遂转至我院，门诊以"孕 34^{+} 周、潜伏期梅毒、羊水偏少"收入院。孕期体重增加 5.5 kg。

既往史：4 年前患者因肛周脓肿行手术发现梅毒阳性（具体不详），未治疗及随诊。否认高血压、糖尿病、心脏病等内科疾病，否认外伤输血史，否认药物、食物过敏史。否认家族性遗传病史。

个人史：否认地方病疫区居住史，否认传染病疫区生活史，否认冶游史，否认饮酒史。

月经 / 婚育史：月经规律，14 岁初潮，3～7 / 30 天，量中等，无痛经。孕 1 产 0，人工流产 1 次。

【体格检查】

体温 36.0 ℃，脉搏 80 次 / 分，呼吸 20 次 / 分，血压 110/70 mmHg，发育正常，营养中等，神志清楚。全身皮肤黏膜无斑丘疹、结节及溃疡，浅表淋巴结未触及肿大。腹软，无压痛，子宫松弛好，双下肢无水肿。

专科查体：宫高 31 cm，腹围 100 cm，先露头，胎心 146 次 / 分，胎儿估计 1700 g。阴道检查：宫颈消失 30%，质中，居中，宫口未开，先露 S-2。

【辅助检查】

RPR 1 ： 16，TPPA（＋）。产科超声：单胎头位，BPD 79 mm，HC 345 mm，AC 248 mm，FL 56 mm，脐动脉 S/D 2.6，AFI 58 mm。

【诊断及诊断依据】

诊断：孕 1 产 0（孕 34^{+6} 周、头位、待产）、胎儿生长受限？羊水偏少、潜伏期梅毒。

诊断依据：患者平素月经规律，未建档不规律产检，无早孕期超声结果，结合中孕期超声结果核对孕周与末次月经相符，孕 34$^+$ 周产检超声提示胎儿相当于宫内孕 33 周，头围及股骨长均小于正常孕周 2SD，故胎儿生长受限不除外。患者梅毒病史 4 年，无临床症状，但血清学检测为阳性，故诊断为潜伏期梅毒。

【治疗经过】

入院后予以监测胎心、复查超声监测胎儿生长发育，并给予苄星青霉素 240 万单位肌内注射驱梅治疗 1 次，患者孕期唐氏筛查提示 21- 三体综合征高危，未行产前诊断，再次向患者及家属交代产前诊断的必要性，患者表示理解，但拒绝脐血穿刺产前诊断。患者入院后胎心监护多次提示胎心减速，不排除胎儿窘迫可能，孕期未正规驱梅治疗，先天性梅毒儿、畸形儿不除外，告知相关病情，患者及家属知情并理解，不同意剖宫产，要求顺其自然。给予严密监护及补液治疗，于入院第 2 天自然临产，入院第 3 天在会阴侧切下以左枕前位娩一男活婴，体重 2000 g，外观无异常，全身皮肤散在多种形状浸润性斑块，外围有皮疹，口周、臀部皮肤大片脱屑，四肢脱皮，羊水量中等、Ⅲ度污染，Apgar 评分 1 分钟、5 分钟、10 分钟均 8 分，胎盘、胎膜娩出完整，产程出血 200 mL。新生儿出生后因"早产儿"转 NICU 治疗，查 RPR 1 ：64，诊断为先天性梅毒，给予驱梅治疗。产妇于产后第 2 天遵医嘱出院，出院后继续驱梅治疗。

【随访】

新生儿于出生后 2 个月出院回家，发育和营养状况良好。患者产后每年复查 RPR，结果波动于 1 ：2 ～ 1 ：8。2021 年再次妊娠，孕期正规治疗两疗程，未发生梅毒宫内感染。

病例分析

梅毒是由梅毒螺旋体引起的一种慢性传染病，几乎可侵犯全身各器官，导致多器官损害，妊娠合并梅毒的发病率为 2‰～ 5‰。梅毒可发生在妊娠的不同阶段，梅毒螺旋体可以通过胎盘感染胎儿，对孕妇和胎儿均危害严重，妊娠早期滋养层细胞具备一定屏障功能，妊娠前 8 周胎儿相对不易受到梅毒螺旋体的侵害，而在孕中期（16 ～ 20 周）之后可通过胎盘、产道垂直感染胎儿，导致胎儿皮肤、肝脏、脾脏及骨骼等部位发生病变，也可导致胎盘功能出现障碍，从而引起自然流产、低体重儿、死胎、死产、畸形儿及先天性梅毒儿等不良结局，不良围产结局发生率为 36% ～ 81%，导致不良围产结局的因素包括：早期梅毒（特别是二期梅毒）、非梅毒螺旋体试验抗体高滴度（如快速血浆反应素环状卡片试验或性病研究实验室试验滴度≥1：16）、孕早期未及时诊治、治疗后30天内分娩等。研究均发现对妊娠合并梅毒者及时诊断及规范治疗，可有效降低不良妊娠结局和先天性梅毒儿的发生率。但由于妊娠期梅毒常无明显临床症状，且多以隐性梅毒为主，故导致部分孕妇孕期诊断合并梅毒感染后并未加以重视，未接受治疗或治疗不规范，以上因素均导致新生儿不良结局。本病例患者孕前发现梅毒阳性，但未正规治疗及随诊，怀孕后未进行规范产检，导致孕期梅毒未得到及时治疗，从而导致新生儿不良结局：出生低体重儿及先天性梅毒儿。

📋 李丽教授病例点评

　　本病例为妊娠合并梅毒导致母婴传播的典型病例。患者孕前4年发现罹患梅毒，未正规治疗及随诊，怀孕后未及时建档，未进行规范产检，对产检重要性认识不足，对梅毒认知也很匮乏，导致孕期梅毒未得到及时规范治疗，从而导致新生儿不良结局（出生低体重儿及先天性梅毒儿）。接受了上述教训后，该患者2021年再次妊娠后正规驱梅治疗，分娩了正常新生儿。因此，孕期规范的抗梅毒治疗对于预防母婴传播、改善母儿预后至关重要。

　　梅毒在全世界流行，全球每年约200万孕产妇感染梅毒，如未经治疗，50%～80%的梅毒感染妇女会将梅毒传播给她们的孩子。患者在计划怀孕前应进行梅毒血清学检查，感染梅毒者应暂缓怀孕，先进行系统治疗及监测，最好在孕前治愈梅毒。梅毒治疗的一般原则：①及早发现，及时正规治疗，愈早治疗效果愈好；②剂量足够，疗程规则，不规则治疗可增加复发及促使晚期损害提前发生；③治疗后要经过足够时间的追踪观察；④对所有性伴侣同时进行检查和治疗。

梅毒对孕妇和胎儿都有影响。妊娠期间生殖器官充血，组织松软，因此孕期下疳的损害较非孕期明显。早期梅毒孕妇皮肤黏膜损害可以泛发并可能反复发作，还容易出现骨关节病、骨膜炎、缺钙抽搐。由于患梅毒使孕妇体内营养物质消耗明显增加，导致孕妇体质下降，抵抗力减弱，经常出现咽喉感染。分娩后，由于梅毒导致的子宫壁病变会使产妇出血增加，甚至大出血，继而引起贫血，影响产后恢复。患有梅毒的孕妇可通过胎盘传染给胎儿，引起胎儿宫内感染，可导致流产、早产、死胎、先天畸形或分娩先天性梅毒儿。一、二期和早期潜伏梅毒的孕妇传染给胎儿的概率高。因此，不管是从保护孕产妇的角度还是从保护胎儿、婴儿的角度，我们都应十分重视孕期的抗梅毒治疗。

对孕期发现的梅毒感染，一旦发现要即刻开始规范的抗梅毒治疗，应尽快到专科医生处就诊，确定治疗方案。可选择苄星青霉素或普鲁卡因青霉素推荐方案治疗，不能使用的可选择替代方案。梅毒感染孕产妇每月进行 1 次非梅毒螺旋体血清学试验定量检测，若 3～6 个月内非梅毒螺旋体血清学试验滴度未下降 4 倍（2 个稀释度），或滴度上升 4 倍（2 个稀释度），或检测结果由阴转阳，应当立即再给予一疗程的抗梅毒治疗。临产时发现的孕产妇感染（包括梅毒螺旋体血清学试验阳性，分娩前尚未完成非梅毒螺旋体血清学试验的孕产妇），应立即启动并完成一疗程的治疗。该患者孕期未正规孕检，未治疗梅毒，孕晚期才发现梅毒感染，入院后立即启动抗梅毒治疗，处理规范。

感染孕产妇分娩前必须进行非梅毒螺旋体血清学试验定量检测，

以便与所生新生儿非梅毒螺旋体血清学试验定量检测结果进行比较，以此作为后续诊治的依据。

　　对于母亲孕期未接受规范治疗，且非梅毒螺旋体检测阳性的儿童，应按照先天性梅毒治疗方案给予相应的治疗。对于先天性梅毒的治疗，有条件的地区应进行脑脊液检查，以判断是否存在神经系统侵犯。根据脑脊液是否异常，采取不同的治疗方案。如无条件检查脑脊液，按脑脊液异常者治疗。梅毒感染孕产妇所生婴儿自出生时开始，定期进行梅毒血清学检测和随访，直至排除或诊断先天性梅毒。

【参考文献】

1. HONG F C, LIU J B, FENG T J, et al. Congenital syphilis：an economic evaluation of a prevention program in China. Sex Transm Dis, 2010, 37（1）: 26-31.

2. ALBRIGHT C M, EMERSON J B, WERNER E F, et al. Third-trimester prenatal syphilis screening：a cost-effectiveness analysis. Obstet Gynecol, 2015, 126（3）: 479-485.

3. 丁俊青. 妊娠合并梅毒 86 例临床分析. 中国妇幼保健, 2015, 30（25）: 6207-6209.

4. 张欢, 赵悦淑, 张展, 等. 河南省妊娠梅毒监测情况分析. 中华疾病控制杂志, 2015, 19（8）: 849-850, 859.

5. 万正敏. 妊娠合并梅毒的干预措施对围产结局的影响. 中国妇幼保健, 2013, 28（3）: 481-483.

6. 国家卫生健康委员会. 预防艾滋病、梅毒和乙肝母婴传播工作规范（2020 年版）.（2020-11-25）[2024-03-06]. https://www.gkgzj.com/u/cms/www/202103/18170028n2ut.pdf.

（许仲婷　曹秀贞　整理）

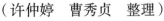

病例 14 妊娠合并肝衰竭

病历摘要

【基本信息】

患者，女性，32岁，主因"停经 23^{+3} 周，乏力、纳差 3 周，黄疸 1 周"急诊入院。

现病史：平素月经不规律，5 / 30 ～ 60 天，根据早孕期 B 超推算 LMP 2017 年 1 月 2 日。外地医院规律产检，自诉产检至今未发现异常，孕 16 周外院行无创 DNA 检查示低危。3 周前患者感乏力、食欲下降，1 周来发现尿色黄染并逐渐加深，2 天前至外院就诊，肝功能示 ALT 3690 U/L，AST 3740 U/L，ALB 31.3 g/L，TBIL 348 μmol/L，DBIL 176 μmol/L，PTA 35.6%，转诊至我院急诊，现为进一步抢救收入我院重症监护科。

既往史：患者 2009 年发现乙肝表面抗原阳性，行干扰素治疗，2012 年开始服用恩替卡韦抗病毒治疗，监测 HBV DNA 转阴，肝功能无异常。2016 年 2 月因备孕更换抗病毒药物替比夫定口服，2017 年 7 月复查 HBV DNA 未见复制，肝功能正常。否认高血压、糖尿病、心脏病等内科疾病，否认外伤输血史，否认药物过敏史。否认家族中有类似疾病患者，否认家族性遗传病史。

个人史：无传染病疫区生活史，无冶游史，否认烟酒嗜好，已婚，孕 2 产 1，2006 年自娩 1 次，孕期及分娩情况无异常。

【体格检查】

体温 36.8 ℃，脉搏 90 次 / 分，呼吸 18 次 / 分，血压 120/66 mmHg。

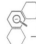

患者表情自如，神志清楚，精神不振，步入病房，步态正常，肝病面容，自主体位，查体合作。全身皮肤黄染重度，皮肤温度正常，皮肤弹性正常，肝掌可疑，蜘蛛痣阴性，周身未见皮疹，未见淤点、淤斑及皮下出血，未见水肿。双侧巩膜黄染重度，球结膜无充血、水肿，睑结膜无苍白、出血。心肺无异常，腹部膨隆，未见胃、肠蠕动波，未见胃型，未见肠型，宫底平脐，子宫松弛好，腹部柔软，未及液波震颤，振水音阴性，全腹无压痛及反跳痛，腹部未触及包块，肝、脾、胆囊未触及，Murphy 征阴性，麦氏点无压痛，双侧输尿管无压痛，腹部叩诊鼓音，肝肺浊音界位于右锁骨中线上第 5 肋间，移动性浊音阴性，肝区叩击痛阴性，双肾区无叩击痛，肠鸣音正常，4 次 / 分。双下肢无水肿。

专科查体：宫底平脐，听诊胎心 145 次 / 分。

【辅助检查】

血常规：WBC $12 \times 10^9/L$，NE% 79.5%，Hb 141 g/L，PLT $170 \times 10^9/L$；CRP 72 mg/dL；PCT 2.26 ng/mL；肝功能：ALT 3690 U/L，AST 3740 U/L，ALB 31.3 g/L，TBIL 348 μmol/L，DBIL 176 μmol/L，GGT 34 U/L，AKP 135 U/L；乙肝：HBsAg 16 808 U/mL，HBeAg 1.46 PEIU/mL，HBeAb 1.85 S/CO。血氨 62 μmol/L。甲、戊、丙肝系列：阴性。自身抗体相关系列均阴性。套氏系列检查阴性。床旁彩超：肝实质回声偏粗。

【诊断及诊断依据】

诊断：慢性乙型病毒性肝炎、慢加急性肝衰竭（早期）、低蛋白血症、孕 3 产 1（孕 23^{+3} 周）。

诊断依据：根据既往病史，考虑慢性乙型肝炎诊断明确，患者既往服用核苷类似物抗病毒有效，监测乙肝五项未提示血清学转换，在半年前复查 HBV DNA 无复制，肝功能正常，此次发病病程 3 周左右，主要表现为乏力、纳差，1 周左右发现黄疸，外院化验总胆红素大于 171 μmol/L，PTA 低于 40%，酶学明显升高，存在肝脏炎症。体征上未发现脑病、出血、胸腔积液、腹水、感染等并发症，符合慢加急性肝衰竭早期表现。此外，根据化验示血白蛋白 26.5 g/L，故诊断低蛋白血症。根据患者末次月经、孕产史及早孕期超声核对孕周符合孕 3 产 1、孕 23^{+3} 周诊断。

【治疗经过】

复查血常规：WBC 11.11×10^9/L，NE% 82.7%，PCT 0.9 ng/mL；肝功能：ALT 1256.3 U/L，AST 987.4 U/L，TBIL 292.9 μmol/L，DBIL 237.9 μmol/L；电解质：K^+ 3.27 mmol/L，余各项正常；凝血功能：PT 24.80 s，PTA 33.00%，INR 2.30，TT 16.8 s，APTT 36.80 s，FDP 6.25 μg/mL，Fb 250.00 mg/dL，DD 2.27 mg/L；HBV DNA 1.22×10^7 IU/mL。

入院后组织多学科会诊，除了予以常规保肝降酶、降胆红素治疗以外，因患者 HBV DNA 明显升高，考虑替比夫定耐药导致病毒复制为肝衰竭的诱因，更换为妊娠 B 级药物替诺福韦抗病毒治疗。产科医生经过与患者及家属充分沟通，尊重患者继续妊娠的意愿，目前孕 23$^+$ 周，完善产科排畸超声，根据孕周完善相应检查。严密监测胎心胎动，高级职称产科医生组织团队每日床前检查患者。

入院第 5 天：患者神志清楚，仍感乏力，全身皮肤黏膜重度黄染。复查血常规示 WBC 14.93×10^9/L，NE% 82.41%，PCT 1.29 ng/mL，CRP 8.4 mg/L。尿常规：白细胞（+++）。肝功能回报：ALT 385.6 U/L，AST 384.1 U/L，TBIL 355.6 μmol/L，DBIL 281.8 μmol/L，ALB 33.2 g/L。凝血功能：PTA 38.00%，Fb 188.00 mg/dL。HBV DNA 1.22×10^7 IU/mL。

考虑病情加重，建议行血浆置换，积极联系血浆，同时密切关注肝功能变化。此外，患者入院以来血白细胞及降钙素原维持在异常高位，今日尿白细胞升高，考虑不除外泌尿系感染，给予头孢米诺治疗，同时中段尿培养。

入院第 7 天：血浆置换 2 天，复查肝功能，肝损害无加重，凝血功能 PTA 42.00%。略有好转，今日暂停血浆置换。

入院第 9 天：中段尿培养回报革兰氏阳性球菌，表皮葡萄球菌菌落数较少，考虑污染。予以再次留取尿液标本送检。

入院第 12 天：复查血常规 WBC 14.67×10^9/L，NE% 80.24%，考虑使用抗生素后血常规变化不大，结合影像学表现，考虑感染证据不充分予以停用抗生素。

入院第 14 天：肝功能：ALT 180.5 U/L，AST 233.4 U/L，TBIL 351.6 μmol/L，DBIL 277.9 μmol/L，ALB 29.5 g/L。凝血功能：PTA 57.00%。HBV DNA 8.19×10^3 IU/mL。患者肝功能无好转，有人工肝治疗指征，再次建议血浆置换治疗。

入院第 15 天：患者行血浆置换，过程顺利。血浆置换后肝功能回报：ALT 48.7 U/L，AST 67.9 U/L，TBIL 217.8 μmol/L，DBIL 169.4 μmol/L，ALB 34.4 g/L。凝血功能：PTA 63.00%。

入院第 18 天：肝功能回报 ALT 62.2 U/L，AST 94.9 U/L，TBIL 215.4 μmol/L，DBIL 178.7 μmol/L，ALB 31.9 g/L。凝血功能：PTA 78.00%。考虑胆红素有反弹，拟再次进行血浆置换。

入院第 19 天：第 2 次血浆置换，过程顺利。血浆置换后复查肝功能回报：ALT 47.5 U/L，AST 72.5 U/L，TBIL 166.5 μmol/L，DBIL 134.1 μmol/L，ALB 34.0 g/L。凝血功能：PTA 75.00%。孕 27 周复查超声提示宫内孕单活胎，臀位，超声示孕周 27^{+3} 周。胎儿大小符合

笔记

孕周。产科意见考虑肝衰竭无加重，故可继续妊娠。

入院第 26 天：肝功能回报 ALT 64.5 U/L，AST 104.7 U/L，TBIL 278.1 μmol/L，DBIL 225.2 μmol/L，ALB 28.9 g/L。凝血功能：PTA 69.00%。HBV DNA 3.14×10^2 IU/mL。考虑两次血浆置换后胆红素水平缓慢回升，但凝血功能正常，继续监测。

入院第 33 天：肝功能回报 ALT 60.2 U/L，AST 116.5 U/L，TBIL 282.1 μmol/L，DBIL 227.6 μmol/L，ALB 30.6 g/L。凝血功能：PTA 59.00%。HBV DNA $< 1.0 \times 10^2$ IU/mL。目前胆红素在 280 μmol/L 上下，考虑高胆红素水平可能对胎儿有影响，密切观察，如持续升高可行血液灌注和血浆置换清除胆红素。

入院第 36 天：肝功能回报 ALT 46.2 U/L，AST 67.1 U/L，TBIL 252.0 μmol/L，DBIL 213.4 μmol/L，ALB 33.7 g/L。凝血功能：PTA 65.00%。孕 28^+ 周产检：复查产科超声提示胎儿符合孕周，脐带绕颈 1 周，单脐动脉？结合患者病情有提前终止妊娠可能，故于次日给予地塞米松促胎儿肺部成熟治疗。

入院第 42 天：肝功能回报 ALT 38 U/L，AST 63.3 U/L，TBIL 100.5 μmol/L，DBIL 85.0 μmol/L，ALB 38.0 g/L。凝血功能：PTA 76.00%。肝功能状态有修复转归迹象，PTA 持续上升，黄疸呈下降趋势，维持药物保肝治疗方案。

入院第 46 天：患者不洁饮食后出现腹痛、腹泻、发热，体温最高 37.9 ℃。血常规：WBC 15.77×10^9/L，NE% 78.94%，CRP 28.6 mg/L。PCT：1.57 ng/mL。肝功能回报：ALT 122.9 U/L，AST 214.0 U/L，TBIL 73.5 μmol/L，DBIL 89.1 μmol/L，ALB 36.4 g/L。凝血功能：PTA 79.00%。HBV DNA 5.96×10^2 IU/mL。患者血象明显升高，考虑急性胃肠炎，加用头孢哌酮舒巴坦钠抗感染治疗。此外，肝功能提示转氨酶有升

高，但胆红素有继续下降趋势，结合 PTA 逐渐恢复正常，监测 HBV DNA 有波动，考虑转氨酶升高可能与病毒复制波动有关，维持保肝治疗方案。此后，监测患者体温正常。

入院第 51 天：患者体温正常 5 天，复查血常规示 WBC 13.9×10^9/L，CRP 10.6 mg/L。肝功能回报：ALT 241.4 U/L，AST 381.6 U/L，TBIL 57.0 μmol/L，DBIL 48.2 μmol/L，ALB 30.3 g/L。凝血功能：PT 14.2 s，INR 1.31，PTA 78.00%。考虑患者炎性指标好转，停用抗生素治疗，且肝功能提示胆红素继续下降，凝血功能正常，肝功能已明显好转，维持保肝治疗方案。

入院第 53 天（孕 31 周）：患者间断少量阴道出血，有不规律下腹发紧，考虑先兆早产，加用硫酸镁抑制宫缩，静脉滴注 3 天后停药。

入院第 55 天（孕 31^{+2} 周）：肝功能回报 ALT 221.4 U/L，AST 336.0 U/L，TBIL 39.4 μmol/L，DBIL 33.0 μmol/L，TP 56.8 g/L，ALB 31.0 g/L，CHE 2035 U/L。凝血功能：PT 12.7 s，PTA 84.00%。胆红素较前持续下降，凝血功能正常，肝功能衰竭已纠正，肝功能已好转，治疗有效，此后转入产科，继续给予保肝、退黄、抗病毒治疗，定期监测肝功能。孕 31^{+6} 周复查超声胎儿相当于孕 31^{+4} 周。

入院第 61 天（孕 32^{+1} 周）：复查肝功能 ALT 236.8 U/L，AST 335.8 U/L，TBIL 29.5 μmol/L，DBIL 24.1 μmol/L，ALB 30.5 g/L，TBA 87.3 μmol/L。凝血功能：PT 13.2 s，PTA 78.00%，INR 1.15，TT 15.7 s，APTT 33.30 s，Fb 357.00 mg/dL。考虑胆汁酸升高，加用熊去氧胆酸降胆汁酸治疗。

入院第 65 天（孕 32^{+5} 周）：患者出现阴道流液，查类胰岛素因子阳性，考虑胎膜早破。复查肝功能：ALT 227.9 U/L，AST 346.8 U/L，

TBIL 22.8 μmol/L，TBA 156.7 μmol/L。因目前胆汁酸较前明显升高，不排除妊娠肝内胆汁淤积症，胎儿随时有胎死宫内风险，且胎膜早破，继续妊娠母儿感染风险大，建议剖宫产终止妊娠，患者及家属表示知情同意，故完善术前准备后于当日在椎管内麻醉下行子宫下段剖宫产术，手术过程顺利，术中见羊水Ⅲ度粪染，量约 400 mL，术中出血 200 mL。新生儿出生体重 2200 g，Apgar 评分 1 分钟、5 分钟、10 分钟均为 10 分，新生儿出生后转儿科进一步治疗。术后监测患者体温正常，头孢呋辛钠抗感染治疗 3 天后停药。术后第 6 天，患者无不适，查体子宫复旧好，腹部伤口拆线，伤口如期愈合好，恶露无异常。复查示 ALT 78.6 U/L，AST 74.5 U/L，TBIL 19.9 μmol/L，DBIL 14.1 μmol/L，TBA 30.2 μmol/L，予以出院。

出院诊断：慢性乙型肝炎、慢加急性肝衰竭（早期）、低蛋白血症、泌尿系感染？急性胃肠炎、孕 3 产 2（孕 32^{+5} 周、左枕前位剖宫产）、胎膜早破、早产。

【随访】

新生儿于出生后第 5 周左右出院回家，发育和营养状况良好。患者出院后肝病科随访至今，目前肝病病情平稳。

病例分析

肝衰竭是由于严重肝脏损害，导致肝脏合成、解毒和生物转化等功能发生严重障碍，出现凝血功能障碍、黄疸、肝性脑病，甚至腹水等一系列临床症状。肝衰竭病情严重，病情进展快，并发症发生率高，预后差，近期死亡率高。该患者慢性乙型肝炎病史多年，一直使用恩替卡韦抗病毒治疗，体内乙肝病毒定量转阴，肝功能正

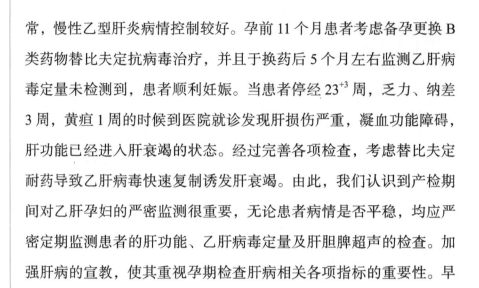

常，慢性乙型肝炎病情控制较好。孕前 11 个月患者考虑备孕更换 B 类药物替比夫定抗病毒治疗，并且于换药后 5 个月左右监测乙肝病毒定量未检测到，患者顺利妊娠。当患者停经 23^{+3} 周，乏力、纳差 3 周，黄疸 1 周的时候到医院就诊发现肝损伤严重，凝血功能障碍，肝功能已经进入肝衰竭的状态。经过完善各项检查，考虑替比夫定耐药导致乙肝病毒快速复制诱发肝衰竭。由此，我们认识到产检期间对乙肝孕妇的严密监测很重要，无论患者病情是否平稳，均应严密定期监测患者的肝功能、乙肝病毒定量及肝胆脾超声的检查。加强肝病的宣教，使其重视孕期检查肝病相关各项指标的重要性。早发现肝病变化，多学科综合治疗对于降低母婴病死率有重要意义。

妊娠期的肝衰竭病情凶险，尚无有效的救治手段，找到该患者诱发病因，立即更换富马酸替诺福韦二吡呋酯片抗病毒治疗，并且，在常规的保肝降酶、降胆红素及纠正低蛋白等对症治疗效果不明显的情况下，果断使用人工肝治疗，辅助代谢该患者体内的过剩胆红素等其他毒素物质。经过救治，乙肝病毒复制得到遏制，肝脏及凝血功能逐渐恢复，最终使得该患者的肝衰竭救治成功。但是在救治过程发现该患者存在血象高、CRP 及 PCT 异常升高的情况，可疑患者泌尿系感染及胃肠炎症，对症给予抗感染治疗后血象及 PCT 变化不明显。在此，尤其值得大家注意的是妊娠期肝衰竭患者抗感染治疗的重要性。陈广等认为持续肝细胞损伤会导致全身炎症反应和感染。单核 - 巨噬系统受损、树突细胞和 Kupffer 细胞数量下降且功能减退导致肝脏清除细菌的能力下降，来自肠道的细菌、内毒素和其他有害物质难以被肝脏过滤和清除。中性粒细胞超微结构受损会使其吞噬及杀菌能力减弱，趋化功能下降，肝衰竭的患者免疫清除能力很差，所以使用抗生素的变化不明显，肝衰竭患者更容易合并细菌感染或者真菌感染。感染对于肝衰竭的患者意义重大。Arvaniti 等研究表明 30% ～ 57% 的慢加急性肝衰竭由细菌感染诱发，发生感染的肝衰竭患者病死率是未感染者的 4 倍。由此可见，抗感染治疗可能是成功救治肝衰竭的关键。

肝衰竭状态除了凝血功能障碍，还可伴有低血糖、胆汁酸异常升高及电解质紊乱等，这些因素常导致胎儿宫内窘迫、难免流产、胎死宫内等结果，这样的胎儿经保守对症治疗一般不能维持至足月分娩。该患者也不例外，尽管肝病趋于好转，但是仍在孕 32⁺ 周时发生胎膜早破，羊水Ⅲ度，紧急剖宫产，早产一活婴。后期通过随访了解到胎儿存活并且很健康。剖宫产术后第 6 天，该患者符合出院标准，肝衰竭救治成功。

综上所述，妊娠合并肝衰竭病情十分凶险，集中多学科优势，及时找到病因，积极主动的对症治疗，果断使用人工肝，重视抗感染治疗，警惕真菌感染，适时终止妊娠，才能成功挽救患者生命。

易为教授病例点评

重型肝炎（肝衰竭）病情凶险，死亡率高达 50% ～ 70%，年龄小、治疗及时、无并发症者病死率偏低。本病例为年轻孕妇，不合并高血压、糖尿病等基础疾病，发病原因明确为病毒耐药导致病毒反弹，入院后及时更换强效高耐药屏障的替诺福韦，结合血浆置换、人工肝、抗感染、保肝降酶、退黄等综合治疗，历经 2⁺ 个月，母子平安出院，实属难得，救治非常成功。

本病例既往使用强效高耐药屏障的恩替卡韦治疗，妊娠前换为低效低耐药屏障的替比夫定治疗，治疗 2⁺ 年出现耐药，病毒反弹，提示女性在妊娠期更换抗病毒药物时选择相同抗病毒效果的药物。患者孕前 7 个月为最后一次查 HBV DNA，至孕 23^{+3} 周未进行复查，未能早期发现病毒耐药，导致病情恶化，提示对于 HBV 感染女性，尤其是妊娠女性，定期监测肝功能、HBV DNA 和肝胆影像学检查的重要性。本病例经肝病科、ICU 和妇产科联合救治，多次组织会诊，多学科管理是救治成功的关键。

【参考文献】

1. 中华医学会感染病学会分会肝衰竭与人工肝学组，中华医学会肝病学分会重型肝病与人工肝学组 . 肝衰竭诊治指南（2012 年版）. 实用肝脏病杂志，2013，16（3）：210-216.

2. 陈广，陈韬，宁琴 . 肝衰竭合并感染热点难点问题探析 . 临床肝胆病杂志，2018，34（9）：1842-1846.

3. ARVANITI V，D'AMICO G，FEDE G，et al. Infections in patients with cirrhosis increase mortality four-fold and should be used in determining prognosis. Gastroenterology，2010，139（4）：1246-1256.

4. 付丽华，曹彦君，王晓娟，等 . 影响妊娠急性脂肪肝患者治愈时间的危险因素 . 中国肝脏病杂志（电子版），2021，13（2）：52-57.

（付丽华　康晓迪　整理）

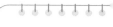

病例 15　妊娠合并肝硬化

病历摘要

【基本信息】

患者，女性，32岁，主因"停经35^{+2}周，食欲差半个月"入院。

现病史：患者平素月经欠规律，4 / 35～40天，LMP 2016年2月8日，EDC 2016年11月22日。停经30^{+}天查尿hCG阳性，孕早期无明显早孕反应。孕10^{+2}周常规产检发现肝功能异常，凝血功能降低，HBV DNA 3.53×10^5 IU/mL，腹部超声提示肝弥漫性病变（肝硬化?），脾大，肝内多发中高回声结节，少量腹水。请肝病科会诊，诊断肝硬化失代偿期，予以抗病毒、口服药物保肝降酶、纠正低蛋白治疗。告知妊娠风险，建议终止妊娠，患者拒绝终止妊娠，自动出院。此后患者外地不规律孕期检查，停经16^{+}周自觉胎动。孕18^{+}周唐氏筛查示低危，孕24^{+}周75 g OGTT空腹及服糖后1小时血糖正常，服糖后2小时血糖9.29 mmol/L，高于正常值，诊断妊娠期糖尿病，予以饮食及运动指导，血糖控制平稳。患者BMI 23.8 kg/m^2。近半个月患者出现食欲减退，餐后感上腹胀满，患者无头晕、眼花、下腹坠胀、腹痛、阴道流液，未见红，10月20日于我院门诊就诊，腹部超声提示肝硬化，脾大，腹水，肝内多发结节，为进一步治疗入我院。

既往史：患者10^{+}年前体检发现HBsAg阳性，肝功能持续轻度异常，未用药。否认其他重大疾病史，否认手术、外伤史，否认药物过敏史。否认家族中有类似疾病患者，否认家族性遗传病史。

个人史：无传染病疫区生活史，无冶游史，已婚，孕0产0。

【体格检查】

体温 36.5 ℃，脉搏 90 次 / 分，呼吸 20 次 / 分，血压 140 ～ 150 / 90 ～ 100 mmHg。表情自如，神志清楚。肝病面容，自主体位，查体合作。全身皮肤无黄染，皮肤温度正常，皮肤弹性正常，肝掌可疑，蜘蛛痣阳性，周身未见皮疹、淤斑及皮下出血，无水肿。双侧巩膜无黄染，球结膜无充血、水肿，睑结膜无苍白、出血。腹部膨隆，未及胃、肠蠕动波，未及肠型，未及液波震颤，因妊娠状态振水音未查，全腹无压痛及反跳痛，腹部未触及包块，肝、脾、胆囊未触及，Murphy 征阴性，麦氏点无压痛，肝区叩击痛阴性，双肾区无叩击痛，肠鸣音正常，4 次 / 分。

专科查体：宫高 40 cm，腹围 119 cm，听诊胎心 145 次 / 分，子宫松弛好。

【辅助检查】

血常规：WBC 6.15×10^9/L，NE% 76.81%，Hb 103 g/L，PLT 62×10^9/L。肝功能：ALT 35 U/L，AST 63.2 U/L，ALB 19.1 g/L，TBIL 97.1 μmol/L，DBIL 76.4 μmol/L。凝血功能：PT 7.7 s，PTA 56.00%，INR 1.64，TT 20.1 s，APTT 41.50 s，Fb 145.00 mg/dL，FDP 39.12 μg/mL。

入院当日门诊超声：肝硬化，脾大，腹水，肝内多发结节。

【诊断及诊断依据】

诊断：孕 1 产 0（孕 35[+2] 周、头位、待产）、乙型肝炎肝硬化失代偿期、低蛋白血症、腹水、妊娠期糖尿病（A1 型）、妊娠期高血压、轻度贫血。

诊断依据：患者既往乙肝病毒携带 10[+] 年，此次妊娠早期曾发现肝功能异常，凝血功能降低，腹部超声提示肝弥漫性病变（肝硬化？），脾大，肝内多发中高回声结节，腹水，确诊肝硬化失代偿期。

近期出现食欲差的症状，复查超声提示肝硬化、腹水，结合既往乙型肝炎病史，考虑乙型肝炎肝硬化失代偿期。肝功能提示白蛋白19.1 g/L，低蛋白导致腹水，考虑并发低蛋白血症。血常规提示血红蛋白＜110 g/L，诊断轻度贫血明确。患者孕 24$^+$ 周 75 g OGTT 2 小时血糖异常，考虑妊娠期糖尿病，给予饮食及运动指导，血糖控制平稳，诊断妊娠期糖尿病（A1 型）。患者孕后期无头疼、头晕、憋气、心悸等不适，监测血压 140 ～ 150 / 90 ～ 100 mmHg，查尿蛋白阴性。考虑合并妊娠期高血压。

【治疗经过】

入院后复查：血常规 WBC 7.3×10^9/L，NE% 76.85%，Hb 101 g/L，PLT 64×10^9/L。肝功能：ALT 63.2 U/L，AST 97.1 U/L，ALB 19.3 g/L，TBIL 76.4 μmol/L，DBIL 76.4 μmol/L。凝血功能：PT 17.5 s，PTA 54.00%，INR 1.60，TT 20.3 s，APTT 41.60 s，Fb 147.00 mg/dL，FDP 39.6 μg/mL。入院第 2 天超声示肝脏表面不光滑，肝内弥漫性增强，分布不均质，肝内可见多个高回声，较大者 12 mm×10 mm。脾脏肋间厚 46 mm、长 159 mm，回声均匀。肝外胆管宽 3 mm，静脉宽度 12 mm。肝周、脾周可及无回声，最深处 47 mm。提示肝硬化，脾大，腹水，肝内多发结节。超声心动图提示心包腔内可及无回声区，最深处 7 mm（收缩末期）、3 mm（舒张末期），位于左室后壁。诊断意见为心包积液，左室舒张功能减低。

入院后患者无头疼、头晕、憋气、心悸等不适，监测血压 140 ～ 150 / 90 ～ 100 mmHg，查尿蛋白阴性。考虑目前诊断肝硬化失代偿期、妊娠期高血压、妊娠期糖尿病明确，存在低蛋白血症，继续妊娠母儿风险高，此外，目前已满孕 35 周，新生儿出生后存活概率高，向患者及家属充分告知病情，建议终止妊娠，并获其知情同意，拟行剖宫产术，完善术前准备，术前麻醉科评估。在给予补充白蛋白、纠正凝血功能后，术前备血浆、悬浮红细胞、血小板、纤维蛋白原、人凝血酶原复合物。于入院第 2 天行子宫下段剖宫产术。术中大量腹水，送腹水常规 + 培养，手术过程顺利，术中出血 300 mL，术中放置腹腔引流管。新生儿出生体重 3000 g，Apgar 评分 1 分钟、5 分钟、10 分钟均为 10 分，因早产转入儿科进一步治疗。术后患者血氧饱和度在 88% 左右，面罩吸氧可维持在 96%，转入重症监护病房。术日患者生命体征示体温 36.7 ℃、脉搏 74 次 / 分、呼吸 19 次 / 分，血压 153/116 mmHg，15 L/min 面罩吸氧，血氧饱和度 96% ～ 100%，给予持续心电血氧监测，补液，保肝，补充白蛋白 60 g，呋塞米利尿，纠正凝血功能，头孢米诺静脉滴注预防感染。术后第 1 天，患者体温正常，全身水肿，下肢为著。鼻导管吸氧（氧流量 5 L/min），血氧饱和度 99%。阴道出血 210 mL，腹腔引流 2500 mL（浆液性），尿量 1230 mL。血常规示血象正常，Hb 73.2 g/L，PLT 46.4×10^9/L。凝血功能：PT 19.9 s，PTA 48.00%，INR 1.84，APTT 47.0 s，Fb 162.00 mg/dL，FDP 35.17 μg/mL，DD 14.52 mg/L。CRP 12.4 mg/L，PCT 13.74 ng/mL。考虑中度贫血，凝血功能异常，予以输入红细胞 2 U，血浆 400 mL。同时继续补充白蛋白纠正低蛋白血症，补充纤维蛋白原纠正凝血功能，呋塞米利尿消肿。术后第 2 天，患者体温正常，已排气，有全身水肿，双下肢明显，较前稍好转。血压 123/60 mmHg，阴道出血 100 mL，腹腔引流 1250 mL（浆液性），尿量 3120 mL。化验示血象正常，Hb 74.6 g/L，PLT 45.0×10^9/ L。凝血功能：PT 18.9 s，PTA 51.00%，INR 1.75，TT 21.3 s，APTT 37.4 s，Fb 124.00 mg/dL。CRP 12.4 mg/L，PCT 13.74 ng/mL。腹水标本初步培养结果为阳性球菌，考虑存在自发性腹膜炎，抗生素加用去甲万古霉素抗球菌治疗。同时再次予以输入红细胞 2 U，血浆 400 mL，补充机采血小板 1 U, 余治疗方案同前。术后第 3 天, 鼻导管吸氧（氧流量 5 L/min）, 血氧饱和度 99% ~ 100%。肺部听诊: 双肺呼吸音清, 双下肺呼吸音偏低, 未及干湿啰音。阴道出血 50 mL, 腹腔引流 1550 mL（浆液性）, 尿量 4715 mL。化验回报 Hb 78.2 g/L, PLT 44.4×10^9/L。凝血功能: PT 19.0 s, PTA 51.00%, INR 1.77, TT 18.1 s, APTT 41.3 s, Fb 155.00 mg/dL。考虑患者不吸氧状态下血氧饱和度 88% 左右, 氧合差, 行胸部及腹部 CT 检查, 提示双侧胸腔积液伴两肺下叶膨胀不全, 考虑存在肺部感染; 肝硬化改变, 脾大, 腹水; 胆囊壁水肿增厚, 胰腺形态改变; 心影增大, 贫血改变。术后第 4 天, 腹水培养结果回报金黄色葡萄球菌, 考虑万古霉素覆盖抗菌, 继续使用头孢米诺联合万古霉素控制感染。因患者及家属强烈要求, 考虑目前围手术期风险已过, 于术后第 4 天转入肝病科继续治疗。转科后治疗方案: ①抗感染: 根据腹水培养药敏结果, 更改莫西沙星静脉滴注抗感染治疗, 监测体温、感染指标, 继续留取体液进行病原学化验, 指导抗生素使用; ②肝硬化治疗: 口服替诺福韦抗病毒, 予以复方甘草酸苷抗炎、还原型谷胱甘肽清除氧自由基、多烯磷脂酰胆碱稳定细胞膜治疗, 同时给予通便、调节肠道菌群等对症治疗; ③产科定时观察腹部剖宫产切口愈合情况, 观察乳腺、子宫复旧等情况。术后第 5 天, 患者无不适, 无咳嗽、咳痰, 体温、血压正常。腹部切口敷料干燥、无渗出。腹腔引流液 400 mL, 阴道出血不多。听诊: 双肺呼吸音清, 双下肺呼吸音偏低, 未及干湿啰音。化验提示 Hb 98 g/L, PLT 67.0×10^9/L。肝功能: ALT 21.7 U/L, AST 42.9 U/L, TBIL 75.7 μmol/L, DBIL 54.3 μmol/L, ALB 34.1 g/L。凝血功能: PT 17.3 s, PTA 55.00%, INR 1.51, TT 21.0 s, APTT 35.4 s, Fb 120.00 mg/dL。CRP 25.6 mg/L, PCT 1.73 ng/mL。术后第 9 天, 患者无不适, 无明显咳嗽、咳痰。查体: 生命体征平稳, 肺部听诊同前。腹部敷料干燥、无渗出，腹腔引流液少。双下肢水肿消退。复查血常规：WBC 2.46×10^9/L，NE% 67.7%，Hb 93 g/L，PLT 54.0×10^9/L。肝功能：ALT 21.7 U/L，AST 38.2 U/L，TBIL 42.4 μmol/L，DBIL 30.7 μmol/L，ALB 33.1 g/L。凝血功能：PT 18.3 s，PTA 51.0%，INR 1.6，TT 20.0 s，APTT 36.9 s。肝功能逐渐恢复正常，腹水及外周水肿均明显好转，体温正常，感染指标下降，停用抗感染治疗。术后第 10 天腹部剖宫产切口拆线，切口甲级愈合，腹腔引流液极少，拔除引流管。术后第 11 天，患者无不适，血压 110/65 mmHg，心肺听诊未闻及异常。复查胸部 CT 示双肺炎性渗出完全吸收，浆膜腔积液较前吸收，腹部伤口愈合好，腹部无压痛及反跳痛，移动性浊音阴性，双下肢无水肿，患者顺利出院。

出院诊断：乙型肝炎肝硬化失代偿期、低蛋白血症、腹水、妊娠期糖尿病（A1 型）、妊娠期高血压、中度贫血、腹腔感染、心包积液、双侧肺部感染、孕 1 产 1（孕 35^{+3} 周、头位、剖宫产）、早产。

【随访】

新生儿于出生后 2 周出院回家，发育和营养状况良好。产妇出院后每周肝病科门诊随诊肝功能及凝血功能情况。产后第 42 天产科门诊复诊，患者腹部伤口愈合良好，子宫复旧好，复查肝功能、贫血及低蛋白情况较出院时明显好转，此后每 3 个月肝病科随诊至今，患者肝病病情平稳。

病例分析

乙型肝炎肝硬化是由于乙肝病毒损害肝细胞，导致肝脏组织的弥漫性纤维化、假小叶及再生结节的产生，患者会出现肝损害严重、脾功能亢进、胃底静脉曲张及门静脉高压等临床表现，严重的失代偿期甚至发生腹水、肝性脑病及胃底食管静脉曲张破裂出血等并发症，危及生命。全球约 88.7 万人死于 HBV 感染相关疾病，其中肝硬化导致的死亡占 52%。

肝硬化妇女妊娠后，不断生长的胎儿及大量生殖激素的代谢增加了肝脏的负担，使得本身就很糟糕的肝功能面临着严峻挑战。妊娠期发生肝衰竭、腹水、肝性脑病、胃底食管静脉曲张出血及脾动脉瘤破裂可能性极大，据统计，肝硬化合并妊娠人群中，孕产妇病死率高达 10.5%，发生自然流产率、早产的概率、围产期胎儿的病死率，以及产后出血率也显著增加，所以妊娠使这种疾病变得更为棘手。

该患者既往乙肝病毒携带多年，没有规范治疗，妊娠早期即出现低蛋白血症、血小板减少、脾功能亢进、凝血功能障碍及腹水等症状，诊断为肝硬化失代偿期，立即予以抗乙肝病毒治疗，保肝降酶、降胆汁酸治疗等，患者病情平稳后出院，直到孕 35$^+$ 周出现食欲减退，腹胀半个月再次来院，患者病情更加危重，腹腔大量腹水，ALB 19.3 g/L，低蛋白血症更加严重，胆红素显著升高，心包积液，合并妊娠期糖尿病及妊娠期高血压疾病，最后经过多学科联合治疗，给予保肝降酶、抗病毒、抗感染、纠正低蛋白等对症治疗后，最终患者成功分娩，母子平安。由此病例，我们认识到备孕女性应详细询问病史并进行相关检查，乙肝表面抗原阳性患者应进一步完善肝脏相关检查以明确诊断。肝硬化患者孕前需要评估肝功能储备，乙型肝炎肝硬化失代偿期不建议妊娠。

乙型肝炎肝硬化的患者应该尽早院内多学科会诊，评估肝脏储备及肝弹性，必要时可以胃镜了解胃食管静脉曲张情况，评估出血风险。同时一旦确诊乙型肝炎肝硬化，应尽早进行抗病毒治疗。白玉青等学者研究显示，妊娠期进行抗病毒治疗可显著降低肝病进展风险和贫血等并发症。另一些研究可见进行抗病毒治疗后失代偿期肝硬化患者逆转为代偿期肝硬化，表现为肝细胞功能改善，如白蛋白水平较前升高，PT 较前缩短，不再出现腹水、肝性脑病等严重并发症。

乙型肝炎肝硬化肝损害严重，体内免疫失衡，全身炎症反应，体内多种免疫细胞功能减退导致肝脏清除细菌的能力下降，来自肠道的细菌、内毒素和其他有害物质难以被肝脏过滤和清除。患者腹水培养发现继发腹腔感染，升级抗生素治疗。因感染也被视为肝衰竭之诱因，故抗感染治疗尤为重要，该患者救治成功与之密不可分。

乙型肝炎肝硬化的患者肝脏合成功能极差，PLT 减少，凝血功能障碍常见，故产后出血发生率高。另外，贫血在临床上也是极容易忽视的问题。该患者经过充分术前准备，手术顺利结束，术中出血 300 mL。但是由于脾大，脾血池增大至原来的 5.5 ～ 20 倍，导致 RBC 流速减慢，滞留脾脏时间长，被单核 – 巨噬系统破坏增多。肝硬化的患者还存在骨髓造血异常性贫血。所以患者产后血红蛋白迅速下降至中度贫血，肝硬化患者孕期贫血情况同样值得重视。

乙型肝炎肝硬化患者妊娠危险性高，孕前充分评估肝功能状态，以及了解食管胃底静脉情况，规范使用抗病毒药物，孕期严密监测肝病变化，一旦发现病情变化，及时快速做出反应，结合肝病科、腔镜室及 ICU 等多学科会诊以综合治疗，适时终止妊娠，尽量预防严重并发症的发生，确保母儿安全。

易为教授病例点评

随着医学进步，肝硬化并非妊娠禁忌证，但建议所有肝硬化患者妊娠前应在专科进行详细评估（评估内容包括血常规、肝肾功能、凝血功能、甲胎蛋白、肝脏影像学、胃食管静脉曲张程度等），并积极寻找肝硬化病因，一旦明确为乙肝肝硬化，无论肝功能是否异常及病毒载量是否阳性，均应立即开始抗病毒治疗。经治疗后病情稳定，可以适时妊娠。一旦妊娠，孕期建议多学科共同管理。妊娠合并肝硬化属于高危妊娠，建议由有经验的高级职称产科医生管理。鉴于抗病毒药物的安全性，肝硬化孕妇孕期应持续抗病毒治疗，孕期仍需定期监测血常规、肝肾功能、凝血功能和肝脏影像学。病情稳定者可待足月后终止妊娠，病情进展者可以评估母儿状况后适时终止妊娠，分娩前后要做好应对突发状况的充足准备。分娩方式上肝硬化不是绝对剖宫产指征，但宜放宽剖宫产指征。

本病例孕早期发现肝硬化，尽管立即予以抗病毒治疗，但孕期病情仍有进展，提示孕期密切观察病情的重要性。对于高危妊娠，医生需与患者详细沟通，对患者进行健康教育，让患者详细了解自己的病情，配合医生的治疗，才能取得最好的妊娠结局。

【参考文献】

1. 中华医学会感染病学分会，中华医学会肝病学分会. 慢性乙型肝炎防治指南（2019 年版）. 中华实验和临床感染病杂志（电子版），2019，13（6）：441-466.

2. AGGARWAL N，NEGI N，AGGARWAL A，et al. Pregnancy with portal hypertension. J Clin Exp Hepatol，2014，4（2）：163-171.

3. 白玉青，李丽，康晓迪，等. 妊娠合并乙型肝炎肝硬化 47 例临床分析. 中国肝脏病杂志（电子版），2018，10（2）：73-77.

（康晓迪 付丽华 整理）

第二章
妇科暨计划生育病例

病例 16　HIV 感染合并宫颈癌

病历摘要

【基本信息】

患者，女性，50 岁，主因"阴道淋漓流血 1 年"入院。

现病史：患者平素月经规律，5 / 28 ～ 30 天，量中，无痛经。1 年前出现阴道不规则流血，少于平时月经量，无腹痛，自认为处于围绝经期，未诊治。后就诊于中医院给予口服中药调经，恢复既往月经周期。5 个月前再次出现阴道流血，量少，淋漓不净，未诊治。1 个月前患者出现间断性下腹部疼痛，无排便、排气停止，无小便异常，1个月前就诊于当地医院行超声检查提示宫颈肿物，行宫颈活检病理提示宫颈癌。10天前我院病理会诊：（宫颈）形态学符合鳞状细胞癌，子宫颈鳞状细胞癌抗原 1.96 ng/mL。门诊以"宫颈癌"收入院。患者饮食睡眠可，大小便正常，体重无明显变化。

既往史：患者 15 年前于某医院确诊艾滋病，5 年前开始用药治疗，目前口服替诺福韦、拉米夫定、依非韦伦每日 1 次抗病毒治疗。否认高血压、糖尿病等慢性病病史，否认其他传染病病史。既往剖宫产手术史，否认外伤史，否认食物及药物过敏史，否认输血史。

个人史：生于原籍，来京求医，未到过疫区，文化程度初中，无业，无烟酒嗜好。已婚，配偶 4 年前因艾滋病、肺癌去世。

月经／婚育史：月经周期 5／28～30 天。孕 7 产 2，人工流产 5 次，足月顺产 1 胎，剖宫产 1 胎，现育有 2 子，均体健。

【体格检查】

体温 36.6 ℃，脉搏 80 次／分，呼吸 20 次／分，血压 114/73 mmHg。心律齐，双肺未闻及干湿啰音，腹软，无压痛，双下肢无水肿。

专科查体：外阴发育正常，已婚经产型；阴道通畅，无畸形，黏膜正常，血性分泌物；宫颈可见菜花状肿物，直径约 4 cm，表面可见坏死出血，右侧穹窿变浅；子宫前倾前曲位，正常大小，质硬，形态规则，活动度可，无压痛，双侧宫骶韧带未见增厚，宫旁未触及增厚；双侧附件区未触及异常。三合诊：直肠黏膜可触及处光滑。

【辅助检查】

入院前 1 个月 TCT：高度鳞状上皮内病变。HPV：16 型阳性。入院前 10 天子宫附件超声：子宫前位，形态正常，大小 48 mm × 43 mm × 32 mm，轮廓清楚，子宫肌层回声均匀，宫颈大小 42 mm × 21 mm，回声尚均。CDFI：其内可见较丰富血流信号。双侧卵巢未显示。诊断意见：宫颈血供较丰富，请结合临床。入院当天 HIV 病毒载量：未检测到。辅助性 T 细胞亚群：$CD4^+$ T 淋巴细胞 308 cells/μL，$CD8^+$ T 淋巴细胞 424 cells/μL，$CD4^+/CD8^+$ T 淋巴细胞 0.72。入院第 6 天泌尿系统 CT 平扫 + 增强：子宫颈部软组织肿块，大小约 5.1 cm × 2.9 cm，增强扫描轻度强化，符合宫颈癌表现。与直肠、膀胱分界清晰；髂内、髂外及腹主动脉旁未见肿大淋巴结。

【诊断及诊断依据】

诊断：宫颈鳞状细胞癌（ⅡA2 期）、艾滋病、瘢痕子宫（剖宫产史）。

诊断依据：患者有不规则阴道流血，查体宫颈可见菜花状肿物，直径 4 cm，表面可见坏死出血，右侧穹窿变浅，双侧宫骶韧带未见增厚，宫旁未触及增厚，外院病理（宫颈）形态学符合鳞状细胞癌，按照国际妇产科联盟（international federation of gynecology and obstetrics，FIGO）2018 年的临床分期标准，诊断为宫颈鳞状细胞癌 ⅡA2 期。患者 15 年前于某医院确诊艾滋病，5 年前开始用药治疗，目前口服替诺福韦、拉米夫定、依非韦伦每日 1 次抗病毒治疗，入院查 HIV 病毒载量未检测到，$CD4^+$ T 淋巴细胞 308 cells/μL，$CD8^+$ T 淋巴细胞 424 cells/μL，$CD4^+/CD8^+$ T 淋巴细胞 0.72，故诊断艾滋病。患者既往剖宫产 1 胎，故诊断瘢痕子宫（剖宫产史）。

【治疗经过】

入院后泌尿系统 CT 平扫 + 增强：子宫颈部软组织肿块，大小约 5.1 cm × 2.9 cm，增强扫描轻度强化，符合宫颈癌表现。与直肠、膀胱分界清晰；髂内、髂外及腹主动脉旁未见肿大淋巴结。按照 FIGO 2018 年的临床分期标准，诊断为宫颈鳞状细胞癌 ⅡA2 期。因患者艾滋病病史，考虑放疗，尤其腔内放疗条件有限，放宽手术指征，与患者及家属沟通后，手术意愿强烈，拟新辅助化疗 2 个疗程后减小局部肿瘤病灶，为手术创造条件，评估后限期手术。给予紫杉醇 240 mg（150 mg/m²）第 1 天 + 卡铂 500 mg（AUC=4）第 2 天静脉滴注，间隔 21 天，共 2 个疗程，化疗同时给予保护胃黏膜、保肝、止吐等对症治疗，化疗过程顺利，患者无明显恶心、呕吐等不适。化疗后复查血常规示 WBC 2.59×10^9/L，NE 1.26×10^9/L，骨髓抑制 Ⅱ 度，给予重组人粒细胞刺激因子注射液对症治疗后好转。

患者第 2 次化疗后再次查体：外阴发育正常，已婚经产型；阴道通畅，无畸形，黏膜正常，血性分泌物；宫颈可见菜花状肿物，直径约 2.5 cm，触血（+），前穹窿偏右侧变浅，质韧，未触及瘤灶；子宫前倾前屈位，正常大小，质硬，形态规则，活动度可，无压痛，双侧宫骶韧带未见增厚，宫旁未触及增厚；双侧附件区未触及异常。三合诊：直肠黏膜可触及处光滑。第 2 次化疗后子宫附件超声：子宫后位，形态正常，大小 43 mm × 36 mm × 35 mm，轮廓清楚，子宫肌层回声均匀，宫颈回声减低，可见较丰富血流信号。化疗 2 个疗程后肿瘤评估 PR。拟行宫颈癌根治术。全身麻醉后行广泛性全子宫切除术、双侧附件切除术、盆腔淋巴结切除术、腹主动脉旁淋巴结切除术和肠粘连松解术，手术顺利。术后病理回报：（子宫 + 双侧附件 + 部分阴道壁）宫颈鳞状细胞癌，非角化型，中分化；肿瘤累及宫颈全周及子宫下段，侵及深肌层（15 mm/19 mm），可见脉管内癌栓及神经侵犯；阴道断端及两侧宫旁未见肿瘤；子宫内膜组织呈老年萎缩性改变；双侧卵巢及左侧输卵管未见肿瘤；右输卵管系膜囊肿。免疫组化结果：1 点：Ki-67（约 90%+），P16（+），P40（−）。（左侧盆腔淋巴结）淋巴结 16 枚，未见癌转移（0/16）。（右侧盆腔淋巴结）淋巴结 19 枚，未见癌转移（0/19）。（腹主动脉旁淋巴结）淋巴

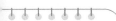
结 1 枚，未见癌转移（0/1）。符合临床诊断。根据 Sedlis 标准，患者根治性手术后有外照射放疗及腔内放疗指征。目前国内对艾滋病患者实施近距离放疗条件有限，故进行外照射放疗。术后恢复好，术后第 14 天出院。嘱出院后继续辅助同步放化疗。

【随访】

术后 1 个月门诊复查，患者恢复好。嘱术后 2 年内每 3～6 个月复查 1 次；3～5 年内每 6 个月复查 1 次；第 6 年开始每年复查 1 次。包括妇科检查、阴道脱落细胞学检查、胸部 X 线、血常规及子宫颈鳞状细胞癌抗原、超声、CT 或 MRI 等。患者现术后第 2 年，定期复查无特殊，TCT、HPV 均未见明显异常，肿瘤标志物正常，妇科超声未见异常包块，盆腔 MRI 提示术后改变，未见明显异常。

病例分析

随着宫颈癌筛查普及，阴道镜技术日臻成熟，宫颈病变实现早发现、早诊断、早治疗并不困难，本例患者为一例以阴道异常流血为首发症状患者，只要临床医生对宫颈病变有足够认识，诊断并不困难。患者处于围绝经期，阴道异常出血没有得到足够的重视，一定程度上延误了诊断。

宫颈癌是否规范治疗直接影响患者的预后及生存质量。本例患者为一例宫颈中分化鳞状细胞癌 [ⅡA2 期（FIGO，2018）] 患者，根据美国国立综合癌症网络（national comprehensive cancer network，NCCN）2021 年指南，该期患者同步放化疗与手术患者的总生存期及无进展生存期类似，甚至优于手术患者。但患者为一例 HIV 感染患者，受放疗条件限制，放宽手术指征，与患者反复沟通后，予以新辅助化疗 2 个疗程后行宫颈癌根治术。术后根据病理行外照射放疗，目前随访过程中。

恶性肿瘤综合治疗，特别是在化疗及放疗过程中，化疗副作用导致骨髓抑制，免疫力下降，而 HIV 感染是一种免疫缺陷疾病，增加了肿瘤治疗的难度。我科的经验为诊断 HIV 感染的肿瘤患者，无药物禁忌立即给予 ART，同时监测血常规、病毒载量、CD4 及 CD8，根据检测情况指导具体治疗。通过治疗后病毒载量为 0，辅助性 T 细胞亚群 CD4$^+$ T 淋巴细胞维持在 350 ~ 800 cells/μL，无论对患者还是医护人员，均是一个相对安全的状态。本例患者 CD4$^+$ T 细胞 308 cells/μL，处于艾滋病阶段，肿瘤预后与 CD4 细胞直接相关。有研究证实，应用 ART 的肿瘤化疗期间，CD4$^+$ T 细胞下降＞ 50% 初始值时，多于 1 个月内恢复初始值。因此化疗前检测是非常重要的，用于评估化疗安全性。

📋 伊诺、刘军病例点评

宫颈癌是 HIV 感染相关三大恶性肿瘤之一。研究证明，高危型 HPV 高浓度、持续感染与宫颈病变直接相关。全世界普通人群中 HPV 感染的流行率在 9% ~ 13%。其致病机制与 HPV E6 和 HPV E7 蛋白介导的抑制细胞凋亡相关。HIV 攻击辅助性 T 细胞（CD4），即负责细胞介导免疫的白细胞，并干扰人体免疫系统和功能，HIV 阳性患者宫颈 HPV 感染的患病率随着 CD4$^+$ 水平逐渐降低而增加，高级别上皮内病变发病率也会增加，且增加高危 HPV 的致癌性。

宫颈癌的治疗是根据临床分期进行手术放化疗，该患者临床分期 Ⅱ A2，按照 NCCN 2021 年指南最好选择内外照射精准放疗，但考虑到其合并 HIV 感染，目前国内对其进行内照射的条件有限，故选择新辅助化疗后行手术治疗，目前随访 2 年无复发。另外，患者放化疗导致人体粒细胞下降，以及抗肿瘤药物副作用和 ART 药物治疗相互作用、围手术期免疫力低都会增加感染概率，均为 HIV 感染合并宫颈癌患者的综合治疗增加了困难，故对发现宫颈癌合并 HIV 感染患者应首先看其是否进行了抗病毒治疗。该患者发现宫颈癌时已经进行了抗病毒治疗，如果没有，计划开始治疗前，最好先进行抗 HIV 治疗，可优先静脉应用抗病毒治疗以尽快使患者的病毒量降低，这样既有利于患者手术后的辅助放化疗，又有利于对手术医生的保护。

【参考文献】

1. LUCKETT R，PAINTER H，HACKER M R，et al. Persistence and clearance of high-risk human papillomavirus and cervical dysplasia at 1 year in women living with human immunodeficiency virus：a prospective cohort study. BJOG，2021，128（12）：1986-1996.

2. JI Y，LU H. Malignancies in HIV-infected and AIDS patients. Adv Exp Med Biol，2017，1018：167-179.

（蒋红丽　张双丽　整理）

病例 17　HIV 感染合并子宫内膜癌

病历摘要

【基本信息】

患者，女性，51 岁，主因"绝经 1 年余，阴道不规则出血 3 个月"入院。

现病史：患者自然绝经 1 年余。3 个月前无明显诱因出现阴道少量流血，淋漓不尽，无腹痛。就诊于外院，查超声提示子宫内膜增厚，未提示盆腔包块（患者口述，未见报告单），建议患者行刮宫术，患者未遵医嘱。5 天前阴道流血突然增多，明显多于既往月经量，伴血块，就诊于我院，查超声提示子宫内膜厚 7 mm，子宫左上方壁厚无回声，53 mm×43 mm，边界清，未及明显血流信号。患者为进一步治疗，入我院，自发病以来，精神、饮食睡眠可，二便正常。

既往史：平素健康状况良好，否认高血压、冠心病、糖尿病等慢性病病史，5 年前发现 HIV 阳性，于某省疾控中心正规抗病毒治疗，每 3 个月查一次辅助性 T 细胞，诉均正常，否认其他传染病病史，1992 年行剖宫产术，2007 年宫外孕破裂开腹手术，术中输血。否认外伤史，否认药物、食物过敏史。

个人史：生于江苏省，久居北京，无业，无吸烟、饮酒等不良嗜好。否认流行病学史。

月经/婚育史：患者既往月经规律，3～5/30 天，月经量中，无痛经，绝经 1 年余，有性生活史，配偶 HIV 阳性，孕 2 产 1，1992 年剖宫产 1 次。

【体格检查】

体温 36.1℃，脉搏 76 次 / 分，呼吸 18 次 / 分，血压 161/88 mmHg。浅表淋巴结未触及肿大，心肺查体未见异常，腹部平软，未触及包块，无压痛、反跳痛，无移动性浊音。

专科检查：外阴已婚未产型，宫颈正常大小，光滑，可见血性分泌物从宫口流出，无接触性出血，无举摆痛。子宫前倾前屈位，正常大小，质软，形态规则，活动度可，无压痛，无宫骶韧带增厚变硬、痛性结节。附件示腹壁厚，双附件区触诊不满意。

【辅助检查】

血常规：Hb 99 g/L；凝血功能、肝功能、肾功能、肿瘤标志物、尿常规无明显异常；HIV RNA ＜ 20 copies/mL。

术前影像学检查：妇科超声示子宫前位，大小 54 mm × 53 mm × 45 mm，轮廓清楚，肌层回声均匀，子宫内膜欠清晰，厚 7 mm。子宫左上方见壁厚无回声，大小 53 mm × 43 mm，边界清，未及明显血流信号；右侧附件区未探及明显异常回声。盆腔未及明显积液。提示左附件区囊性包块。盆腔增强 MRI 扫描示膀胱充盈良好，壁光整，腔内未见明显异常信号影。子宫腔内偏左侧宫底可见囊性信号影，大小约 1.7 cm × 2.9 cm，增强扫描未见强化，子宫内膜不光滑，子宫壁未见明显增厚，子宫前壁条状瘢痕影，子宫肌层可见多发规则的肿块影，病灶大小约为 0.8 cm × 0.6 cm，T_1WI 呈等信号，T_2WI 呈稍低信号。增强扫描轻度强化，子宫颈可见纳囊，盆底和双侧腹股沟区未见肿大淋巴结影，盆腔内未见明显积液。所见骨盆各骨骨质未见明显异常信号改变。提示子宫腔内囊性信号，良性病变可能；子宫内膜不光滑，请结合临床刮宫史；子宫多发结节，子宫肌瘤；子宫前壁瘢痕，术后改变，子宫宫颈纳囊。

【诊断及诊断依据】

诊断：阴道流血待查、绝经期、盆腔包块、无症状 HIV 感染、瘢痕子宫、2 级高血压。

诊断依据：患者为绝经女性，阴道不规则出血，超声提示内膜厚，病因不明，不排除子宫内膜癌，待术后病理明确诊断。体检妇科超声发现子宫腔内囊性信号，良性病变可能。子宫内膜不光滑，初步诊断阴道流血待查。病史提示自然绝经 1 年余，故诊断绝经期。盆腔 MRI 提示子宫腔内囊性信号，良性病变可能，故初步诊断盆腔包块。病史提示 2016 年发现 HIV 阳性，当地疾控中心确诊并行正规抗病毒治疗，每 3 个月查一次辅助性 T 细胞，诉均正常，故诊断无症状 HIV 感染。既往剖宫产史，故诊断瘢痕子宫。患者既往无高血压病史，入院血压 161/88 mmHg，非同日测量 3 次收缩压均≥140 mmHg，最高达 165/90 mmHg，故诊断 2 级高血压。

【治疗经过】

住院后完善术前检查，进行科内术前讨论，决定先行诊断性刮宫术，术后病理回报：（子宫内膜）考虑为子宫内膜样癌（G1），伴坏死形成。再次拟定手术时间，准备行腹腔镜全子宫＋双附件切除术、盆腔粘连松解术、盆腹腔淋巴结切除术。术中见子宫稍大，质软，表面光滑，左侧卵巢正常，输卵管缺如，右侧附件正常。遂行全子宫＋双侧附件切除术，术中快速病理回报子宫内膜癌，深达 1/2 肌层，向患者家属交代病情，行盆腹腔淋巴结切除及子宫内膜癌分期手术。术后病理回报：子宫体可见局灶内膜增厚，大小 3 cm×1.5 cm×1 cm，子宫内膜样癌（G1），局灶伴有坏死，癌组织侵及深肌层（＞1/2 肌壁），未累及子宫下段，可见脉管内癌栓，未见神经侵犯，双侧宫角及双侧宫旁未见癌；子宫平滑肌瘤伴玻璃样

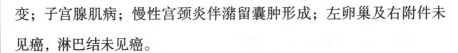

变；子宫腺肌病；慢性宫颈炎伴潴留囊肿形成；左卵巢及右附件未见癌，淋巴结未见癌。

出院诊断：子宫内膜样癌 Ⅰ B 期 G1、子宫平滑肌瘤、子宫腺肌病、绝经期、无症状 HIV 感染、瘢痕子宫、2 级高血压。

【随访】

术后伤口愈合良好，患者有影响预后的高危因素：肌层浸润超过 1/2，脉管间隙受侵，肿瘤直径大于 2 cm。术后辅助放疗，目前随访 1 年无复发。

病例分析

子宫内膜癌因其不具有像宫颈癌一样的筛查普及，这为其早发现、早诊断、早治疗带来了一定的困难，如果可定期进行妇科超声检查，配合肿瘤标志物的监测，可一定程度弥补其错过早发现的概率，但子宫内膜癌前病变的早期发现较宫颈癌前病变仍存在一定的困难。本例患者为一例以绝经后阴道流血为首发症状的患者，只要临床医生对子宫内膜病变有足够的认识，诊断并不困难。患者处于绝经期，没有定期的妇科检查，且阴道异常流血初期没有得到重视，这在一定程度上延误了诊疗。

恶性肿瘤是否规范治疗是影响患者预后的直接因素。本例患者为子宫内膜样癌（G1），局灶伴有坏死，癌组织侵及深肌层（＞ 1/2 肌壁），未累及子宫下段，可见脉管内癌栓，未见神经侵犯，双侧宫角及双侧宫旁未见癌。根据 NCCN 指南，本例患者有复发的风险，存在术后补充放疗的指征。目前有 3 项主要的试验评价了早期患者进行辅助放疗的疗效，其结果都提示辅助放疗改善局部疾病控制率

笔记

和无复发生存率，但不降低远处转移率或改善 5 年总生存率。其中一项研究显示中高危亚组中，辅助放疗显著降低其复发率。本例患者因 HIV 感染合并子宫内膜癌，且术前检查倾向早期，遂先于我院行手术治疗，手术病理分期后，病理诊断提示存在高风险因素，遂进行补充放疗。

HIV 感染是一种免疫缺陷疾病，其作为独立因素存在，使患者的免疫力下降，增强了放化疗副作用程度，从而增加了肿瘤患者的治疗难度。而化疗主要针对晚期子宫内膜癌有较好的疗效并不适用于本例患者。至于目前存在的靶向治疗方法，尚不能长期控制部分患者的疾病，其疗效有待于相关学者和临床医生在研发和临床实践中以进一步证实。

恶性肿瘤的综合治疗，特别是在化疗及放疗过程中，一旦诊断为 HIV 感染的肿瘤患者，在无药物禁忌的同时，应当给予抗反转录病毒治疗，同时监测血常规、病毒载量、CD4 及 CD8 等。本例患者因 CD4 等 T 淋巴细胞均长期控制在正常范围，先行手术治疗对于患者及医生均具有较高的安全性。

📋 曹彦君、刘军病例点评

该病例按照子宫内膜癌诊断流程及时刮宫送检，子宫内膜病理诊断明确，但目前子宫内膜癌诊断建议进行基因分型更有利于进一步治疗方案的选择，由于我院还没有开展基因检测，应建议该患者到有条件医院进行基因检测为宜。该病例术前进行了盆腔 MRI 检查，并未提示病变侵犯超过子宫壁一半，也未提示有肿大淋巴结，故该病例按照 2021 年 NCCN 指南，给予行腹腔镜内膜癌分期手术，手术方式的选择符合规范。该指南中开腹及腹腔镜均可作为子宫内膜癌分期手术的方式被推荐。术后病理存在复发高风险因素，给予进一步辅助放疗符合规范。

本例患者为 HIV 感染患者，但一直进行抗病毒治疗，病毒量检测不到，为术后能够接受进一步辅助治疗创造了条件。但应加强 HIV 病毒量的检测，因为放化疗均会引起患者免疫功能异常，使HIV 病毒再激活。

【参考文献】

1. AALDERS J，ABELER V，KOLSTAD P，et al. Postoperative external irradiation and prognostic parameters in stage I endometrial carcinoma：clinical and histo pathologic study of 540 patients. Obstet Gynecol，1980，56（4）：419-427.

2. CREUTZBERG C L，VAN PUTTEN W L，KOPER P C，et al. The morbidity of treatment for patients with stage I endometrial cancer：results from a randomized trial. Int J Radiat Oncol Biol Phys，2001，51（5）：1246-1255.

3. CREUTZBERG C L，VAN PUTTEN W L，WÁRLÁM-RODENHUIS C C，et al. Outcome of high-risk stage IC，grade 3，compared with stage I endometrial carcinoma patients：the postoperative radiation therapy in endometrial carcinoma Trial. J Clin Oncol，2004，22（7）：1234-1241.

4. KEYS H M，ROBERTS J A，BRUNETTO V L，et al. A phase III trial of surgery with or without adjunctive external pelvic radiation therapy in intermediate risk endometrial adenocarcinoma：a gynecologic oncology group study. Gynecol Oncol，2004，92（3）：744-751.

5. FELTMATE C M，DUSKA L R，CHANG Y，et al. Predictors of recurrence in surgical stage II endometrial adenocarcinoma. Gynecol Oncol，1999，73（3）：407-411.

（孙宇佳　刘华放　整理）

病例 18　HIV 感染合并不孕症

病历摘要

【基本信息】

患者，女性，35 岁，主因"未避孕未孕 4 年，发现输卵管堵塞 3 个月"入院。

现病史：患者平素月经规律，4～5 / 25 天，量中，无痛经，末次月经不详。3 年前宫角妊娠清宫术后至今性生活规律，未避孕未怀孕。3 个月前在我院行输卵管造影，提示左侧输卵管通而不畅、右侧输卵管堵塞。患者无不适。饮食睡眠良好，二便正常，无体重减轻。门诊以"继发不孕"收入院。

既往史：平素健康状况良好，发现 HIV 感染 2 年，应用多替阿巴拉米抗病毒治疗至今。目前病毒量示阴性。否认高血压、冠心病、糖尿病病史，否认其他传染病病史，否认药物、食物过敏史，否认外伤史。

个人史：生于外省，来本市 10 年，未到过疫区，文化程度本科，无烟酒嗜好。已婚，结婚年龄 26 岁。

月经 / 婚育史：月经周期，4～5 / 25 天。孕 2 产 0，人工流产 1 次，宫角妊娠清宫 1 次。

【体格检查】

体温 36.5℃，脉搏 80 次 / 分，呼吸 20 次 / 分，血压 100/60 mmHg。双肺呼吸音清，心率 80 次 / 分，律齐，未闻及杂音，腹软，无压痛，鼓音，肠鸣音正常，双下肢无水肿。

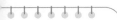

专科查体：外阴发育正常，毛发分布正常，无赘生物；阴道通畅，无畸形，无撕伤，黏膜正常，分泌物中，无异味；宫颈未婚型，无肥大、赘生物，质中，无糜烂，无接触性出血，无举摆痛；子宫前倾前曲位，正常，质中，形态规则，活动度可，无压痛；无宫骶韧带增厚变硬、痛性结节；双侧附件区未及明显异常。

【辅助检查】

入院前 2 个月于我院宫颈 HPV 检查为阴性。妇科超声示子宫前位，形态正常，大小 39 mm×39 mm×33 mm，轮廓清楚，子宫肌层回声均匀，子宫内膜清晰，厚 5 mm。左侧卵巢大小 26 mm×14 mm。右侧卵巢大小 36 mm×16 mm。子宫附件未见明显异常。输卵管造影示右侧输卵管未显影，左侧输卵管部分弥散，宫腔尚规整，考虑右侧输卵管梗阻，左侧输卵管通而不畅。入院后 3 天阴道分泌物：清洁度Ⅱ度，未见滴虫，未见霉菌。血常规、尿常规、凝血功能、肝功能、肾功能均正常。免疫八项：HIV 抗体阳性，余无异常。生殖六项正常。胸部 X 线、心电图结果均未见异常。

【诊断及诊断依据】

入院诊断：继发不孕、HIV 感染、输卵管堵塞、不良孕史。

诊断依据：根据患者既往孕 2 产 0 生育史及近 4 年未避孕未怀孕情况诊断继发不孕。患者 2 年前发现 HIV 感染，应用多替阿巴拉米抗病毒治疗至今，目前病毒量阴性，诊断 HIV 感染。患者输卵管造影结果显示左侧输卵管通而不畅，右侧输卵管堵塞，诊断输卵管堵塞。因其 3 年前宫角妊娠，诊断不良孕史。

【治疗经过】

患者入院后完善术前化验：各项化验大致正常，无明确手术禁忌证。于入院后第 5 天行宫腹腔镜探查术。术中腹腔镜下见腹膜

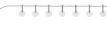

光滑，无腹水。子宫前位，右侧输卵管系膜囊肿直径约 0.5 cm，色透明，右侧卵巢及左侧附件均未见异常。前后陷凹可见多发散在紫色结节。宫腔镜下见桶状宫腔，子宫不全纵隔，宫底处可及厚 1 cm 纵隔将宫腔分成两部分。两侧输卵管开口处各有一直径约 0.5 cm 息肉。行宫腔镜下子宫内膜息肉切除术、宫腹腔镜联合双侧输卵管亚甲蓝通液术、腹腔镜右侧输卵管系膜囊肿切除术、子宫内膜异位病灶电凝术。手术顺利，手术出血约 4 mL。术后预防感染 3 天。术后第 4 日，患者腹部伤口甲级愈合，阴道无异常出血，予以通知出院。

出院诊断：继发不孕、HIV 感染、输卵管堵塞、右侧输卵管系膜囊肿、子宫内膜息肉、子宫不全纵隔、子宫内膜异位症、不良孕史。

【随访】

术后 1 个月患者门诊随访，术后恢复良好，月经正常来潮。嘱患者可监测排卵期同房备孕。患者停经 2 个月余就诊于我院，超声检查提示宫内孕 8 周 4 天。

病例分析

1. 患者基本情况

该患者为青年育龄女性，不孕病史较长，既往两次宫腔操作史，合并 HIV 感染，另外该患者配偶亦为 HIV 感染者。考虑患者夫妻双方均为 HIV 感染者，故在双方知情生育后代相关风险后，尤其是在进行正规抗病毒治疗，病毒载量降至检测水平以下时，可以进行自然生育。

2. 不孕原因分析

不孕因素包括排卵障碍和盆腔因素（先天性生殖系统畸形、子宫颈因素、子宫体病变、输卵管病变、子宫内膜异位症）。该患者为年轻女性，平素月经规律，既往有两次受孕和人工流产史，生殖六项结果正常，免疫八项除 HIV 抗体阳性外其余正常，故考虑导致患者不孕的主要原因可能是盆腔因素。

3. 治疗过程

患者前次住院给予输卵管造影术，结果提示右侧输卵管梗阻，左侧输卵管通而不畅。宫腔镜和腹腔镜是不孕症诊断和治疗的精确手段，结合患者手术意愿，进行了宫腹腔镜联合手术。术中发现了可能导致不孕的子宫内膜息肉、子宫内膜异位灶、输卵管系膜囊肿，均给予手术治疗。同时在腹腔镜可视下进行了输卵管通液，进一步确诊了输卵管的通畅情况，有助于术后对受孕方法提出医学建议。宫腔镜术中发现不全纵隔，考虑纵隔位于宫底部位，纵隔子宫主要与自然流产相关，与不孕症的相关性证据不足，患者既往有两次自然受孕史，无自然流产史，同时为减少术后宫腔粘连的发生概率，故术中未行纵隔切除术。

4. 受孕指导

因宫腹腔镜术后，有盆腹腔粘连形成、子宫内膜息肉和子宫内膜异位症复发的可能，术后半年内是受孕的最佳时机，故该患者术后积极给予监测排卵指导同房，从而获得了满意的受孕结局。

📋 伊诺、刘军病例点评

不孕症的诊断要点在于病因诊断，除子宫、输卵管因素外，导致不孕的因素还包括排卵障碍和男性精液因素等，本病例需要同时排除这些可能原因。本病例针对导致不孕的女性因素，进行了多项检查，发现患者输卵管通畅障碍，并进行了对症治疗，获得了满意的妊娠结局。

随着妇科内镜技术的应用发展，宫腔镜和腹腔镜技术已成为不孕症诊断和治疗的重要方法，本病例输卵管造影初步提示一侧输卵管梗阻、一侧通而不畅，果断地进行了宫腹腔镜联合手术，并进行了对症治疗，术后 2 月余患者自然受孕，说明诊断准确，治疗有效。患者合并 HIV 感染，由于抗 HIV 治疗的广泛应用，使艾滋病不再是致死性疾病，同时也使母婴阻断成功率大大提高，故更多的 HIV 感染家庭渴望拥有自己健康的孩子，但目前我国尚不能合法对 HIV 感染合并输卵管不孕女性患者行体外授精 – 胚胎移植，这就使宫腹腔镜联合治疗成为这类患者最重要的治疗方法。

【参考文献】

1. 陈子江，刘嘉茵，黄荷凤，等 . 不孕症诊断指南 . 中华妇产科杂志，2019，54（8）：505-511.

2. Practice Committee of the American Society for Reproductive Medicine. Uterine septum：a guideline. Fertil Steril，2016，106（3）：530-540.

3. 云南省不孕症宫腹腔镜诊治专家协作组 . 云南省不孕症宫腹腔镜诊治专家共识 . 云南医药，2018，39（4）：310-315.

（丛集美　周明书　整理）

笔记

病例 19 HIV 感染未治疗意外妊娠

📋 病历摘要

【基本信息】

患者，女性，28 岁，主因"停经 56 天，要求终止妊娠"入院。

现病史：患者平素月经规律，5/30 天，量中，无痛经。末次月经不详，量、色同前。停经 40 天查尿 hCG 阳性，停经后无明显早孕反应。2 周前血 hCG 59 133 mIU/mL，10 天前超声提示宫内早孕。因计划外妊娠，要求终止妊娠，拟行手术。于外院查 HIV 抗体待确定，于某区疾控中心行 HIV 确证试验阳性。后就诊于我院，HIV RNA 5360 copies/mL。现停经 8 周，要求终止妊娠，以"宫内早孕、要求流产、无症状 HIV 感染"收入院。

既往史：否认高血压、糖尿病等慢性病病史，否认其他传染病病史，否认手术及外伤史，否认食物及药物过敏史。

个人史：生于原籍，来京 5 年，未到过疫区，否认冶游史，文化程度大专，无业，无烟酒嗜好。

月经 / 婚育史：月经周期，5/30 天。未婚，孕 0 产 0。

【体格检查】

体温 36.2 ℃，脉搏 80 次 / 分，呼吸 20 次 / 分，血压 110/70 mmHg。双肺呼吸音清，心率 80 次 / 分，律齐，未闻及杂音，腹软，无压痛，鼓音，肠鸣音正常，双下肢无水肿。

专科查体：外阴已婚未产型；阴道畅，黏膜、分泌物正常；宫颈光滑；子宫前位，增大如孕 8 周，质软，活动好，无压痛；双侧附件未触及包块，无压痛。

【辅助检查】

停经 6 周血 hCG 59 133 mIU/mL。停经 7 周某区疾控中心 HIV 确证试验阳性。停经 7^+ 周我院 HIV RNA 5360 copies/mL。辅助性 T 细胞亚群：CD4+ T 淋巴细胞 424 cells/μL，CD8+ T 淋巴细胞 340 cells/μL，CD4+/CD8+ T 淋巴细胞 1.25。停经 8 周经阴道彩超：子宫前位增大，大小 64 mm × 62 mm × 52 mm，宫内可见胎囊，大小 38 mm × 36 mm × 18 mm，内可见胎芽，长约 15 mm，胎心（+），可见卵黄囊。左侧卵巢大小 29 mm × 13 mm，右侧卵巢大小 31 mm × 20 mm。诊断意见：宫内早孕，超声孕周 8 周。

【诊断及诊断依据】

诊断：孕 1 产 0（宫内孕 8 周、要求流产）、无症状 HIV 感染。

诊断依据：患者既往孕 0 产 0，结合末次月经、早孕反应、hCG，入院超声提示胎芽 15 mm，核对孕周无误，计划外妊娠，要求流产，诊断孕 1 产 0、宫内孕 8 周、要求流产。患者无发热、体重下降、淋巴结肿大、肺炎等临床表现，HIV 抗体阳性，CD4+ T 淋巴细胞总数正常，CD4/CD8 比值＞ 1，诊断无症状 HIV 感染。

【治疗经过】

入院后完善检查，有手术适应证，无手术禁忌，应用麻醉镇痛技术实施负压吸引术。手术顺利，胎囊大小约 4 cm × 4 cm，术中出血约 10 mL。术后给予预防感染、促宫缩对症治疗，术后恢复好，第 2 日出院。嘱出院后尽快至皮肤科就诊，治疗 HIV 感染；腹痛、发热、阴道多量出血时随诊，禁盆浴 2 周，禁性生活 1 个月，加强营养，术后 1 个月门诊复查。建议性伴侣尽快完善 HIV 抗体检测，首选工具避孕。

【随访】

术后 1 个月妇产科门诊复查，子宫附件超声未见明显异常。已口服齐多夫定、拉米夫定及替诺福韦抗病毒治疗中。术后 6 个月复查未检测到 HIV 病毒载量。嘱规律口服抗病毒治疗，定期复查 HIV RNA 及辅助性 T 细胞亚群。

病例分析

本例患者为一 HIV 感染意外发现早孕患者，对于 HIV 感染合并妊娠患者，及时的咨询指导非常重要，尤其是对有生育要求的 HIV 感染孕妇，在有效的综合干预下，可以明显降低母婴传播概率，对孕妇最后的妊娠选择起着非常重要的作用。本例患者最终选择了终止妊娠，是在充分知情的情况下自行决定的。

终止妊娠术前检查除了常规术前评估外，重点检查病毒载量及 CD4$^+$ 值，患者 HIV RNA 5360 copies/mL，CD4$^+$ T 淋巴细胞 424 cells/μL，处于一个相对稳定状态，围手术期及术后并发症发生概率，特别是机会性感染概率并无增加。

患者出院后除了提供流产后指导，包括避孕措施、随访方式等，还应该提供红丝带等社会机构帮助患者疏导心理、干预治疗。建议抗病毒治疗，HIV RNA 检测降低，最好检测不到时再备孕等。

伊诺、刘军病例点评

随着对 HIV 宣传、ART 及社会互助，HIV 感染者现在有可能达到接近非 HIV 感染者的预期寿命，降低横向传播或垂直传播概率。

有数据证明，有效的综合干预，可以将母婴传播概率降至 2% 以下，而不干预，母婴传播概率达 20% ～ 35%。因此孕前、孕期咨询指导，分娩方式选择以及产后喂养指导，在降低母婴垂直传播方面作用尤为重要。

对于早期妊娠意外发现 HIV 感染者，应详细告知患者 HIV 感染母婴传播情况和及时应用抗病毒治疗后母婴传播降低的概率，HIV RNA 病毒量越多母婴传播的概率越大。如果患者年轻、病毒量较高、要孩子的意愿不强烈，可选择终止妊娠，并立即开始抗病毒治疗，待治疗后病毒量降低，最好检测不到时可开始备孕。另外，因抗病毒药物影响叶酸代谢，故建议在备孕前最好服用叶酸 0.8 mg/d，3 ～ 6 个月。该患者本来就是计划外妊娠，故入院后给予人工流产处理正确，但因患者尚未进行抗病毒治疗，手术中一定要注意术者防护及术后立即对计划生育手术室进行终末消毒。对于该类患者应重点进行人工流产后关怀，避孕措施的选择应以工具避孕为宜，既防止 HIV 感染配偶，又能避免非意愿妊娠，有文献报道 HIV 抗病毒药物可以影响避孕药的避孕效果，故一般不建议应用避孕药避孕。

【参考文献】

1. BAILEY H, ZASH R, RASI V, et al. HIV treatment in pregnancy. Lancet HIV, 2018, 5（8）: e457-e467.

2. LESOSKY M, RABOUD J M, GLASS T, et al. Comparison of guidelines for HIV viral load monitoring among pregnant and breastfeeding women in sub- Saharan Africa. AIDS, 2020, 34（2）: 311-315.

（蒋红丽　张双丽　整理）

病例 20　梅毒合并卵巢囊肿

病历摘要

【基本信息】

患者，女性，28岁，主因"发现右附件区囊肿10年，增大3年"入院。

现病史：患者自诉10年前体检发现右侧附件囊肿，大小约5 cm，中药联合针灸治疗并定期复查，近5年发现囊肿逐渐增大，平素偶感左下腹针刺样疼痛，持续1分钟后好转，近8个月月经间期少量阴道出血，二便习惯无改变，体重无减轻，1个月前于当地医院就诊，B超提示子宫内膜厚度约1.4 cm，回声欠均，前壁可见直径约0.6 cm低回声结节，宫颈可见数个无回声，较大约1.4 cm×1.2 cm，左附件区可见2.7 cm×2.4 cm无回声，内透声可，右附件区可见6.6 cm×4.8 cm×4.7 cm无回声，内透声差，呈细密点状回声，提示子宫小肌瘤，宫颈囊肿，右附件区无回声（巧囊？），左附件区囊肿，患者因要求手术治疗入我院。

既往史：患者自诉5年前因胆囊良性病变行胆囊切除术。5年前因HPV 33阳性，CIN Ⅲ级累腺行宫颈锥切术。10个月前体检发现梅毒RPR阳性（滴度不详），TP阳性，无临床症状，皮肤科门诊诊断早期潜伏期梅毒，已正规青霉素驱梅治疗，复查RPR 1 ∶ 2。3个月前查宫颈HPV 51阳性，TCT正常。否认其他慢性病及传染病病史，否认其他手术史、药物过敏史。

个人史：籍贯黑龙江省，来京11年，久居本地，学历本科，无业，无吸烟、饮酒等不良嗜好。否认流行病学史。

月经及婚育史：患者平时月经规律，8～9／28～32天，月经量偏多，痛经明显，有性生活史，孕0产0。

【体格检查】

体温36.6℃、脉搏78次／分、呼吸20次／分、血压117/84 mmHg，双肺呼吸音清，心率78次／分，律齐，未闻及杂音，腹软，无压痛，叩鼓音，肠鸣音正常，双下肢无水肿。

专科检查：外阴已婚未产型，阴道通畅，宫颈锥切术后改变，表面光滑，可见纳囊。子宫水平位，正常大小，质中等，无压痛，右侧附件增厚，可触及包块，囊性，边界不清，无压痛，活动度欠佳，左侧附件区略增厚，未及肿物。

【辅助检查】

阴道分泌物清洁度Ⅱ度，滴虫、霉菌均未见。血常规无明显异常。凝血功能：PT 12.0 s，PTA 85%，APTT 28.4 s，Fb 210 mg/dL。乙肝表面抗原阴性。梅毒：TPPA阳性，TRUST阳性（1∶4）。HIV抗体阴性。肿瘤系列均正常。丙肝抗体阴性。CA125：51.7 U/mL。性激素六项：LH 11.2 mIU/mL，FSH 3.37 mIU/mL，PRL 46.72 ng/mL，P 0.2 ng/mL，T 0.27 ng/mL，E_2 462.63 pg/mL。肝肾功能均正常。（宫颈）高危型HPV 51定量阳性。

术前妇科超声提示子宫内膜厚度约1.4 cm，回声欠均，前壁可见直径约0.6 cm低回声结节，宫颈可见数个无回声，较大约1.4 cm×1.2 cm，左附件区可见2.7 cm×2.4 cm无回声，内透声可，右附件区可见6.6 cm×4.8 cm×4.7 cm无回声，内透声差，呈细密点状回声，提示子宫小肌瘤，宫颈囊肿，右附件区无回声（巧囊？），左附件区囊肿。

【诊断及诊断依据】

入院诊断：双侧卵巢囊肿、月经间期出血原因待查、子宫肌瘤？宫颈 HPV 感染、宫颈纳囊、早期潜伏期梅毒、高催乳素血症。

诊断依据：患者为年轻女性，卵巢囊肿病程较长，无典型临床表现，体检妇科超声发现双侧附件区囊肿，妇科检查右侧附件增厚，可触及包块，囊性，边界不清，无压痛，活动度欠佳，左侧附件区略增厚，初步诊断双侧卵巢囊肿。妇科超声提示子宫小肌瘤，故初步诊断子宫肌瘤。近 8 个月患者出现月经间期异常出血，宫腔镜检查及诊刮病理确诊子宫内膜息肉。5 年前因 HPV 33 阳性，CIN Ⅲ 级累腺行宫颈锥切术，3 个月前查宫颈 HPV 51 阳性，TCT 正常，故诊断宫颈 HPV 感染。妇科检查发现宫颈纳囊，超声提示宫颈囊肿，TCT 正常，诊断宫颈纳囊。患者 10 个月前体检发现梅毒 RPR 阳性，无临床症状，皮肤科门诊诊断早期潜伏期梅毒，已正规青霉素驱梅治疗，复查 RPR 1 ∶ 2，考虑早期潜伏期梅毒。患者入院后查催乳素略高于正常，乳房无溢乳，初步诊断高泌乳素血症，术后仍需复查催乳素水平。

【治疗经过】

住院后完善术前检查，进行科内术前讨论，决定先行宫腔镜下诊断性刮宫了解子宫内膜性质。诊刮病理提示增殖期子宫内膜，局灶形成子宫内膜息肉。再次拟定手术时间，准备行腹腔镜探查 + 双侧卵巢囊肿剥除术，联系手术室，术前备血。术中探查盆腔发现子宫正常大小，子宫前壁可见四个小凸起，切下一处送病理检查，其余行电凝消融。患者肠管、大网膜、前盆壁、子宫后窝可见散在褐色区，骶韧带、子宫后窝、两侧盆壁见多处紫蓝色结节，肠管和左侧盆壁及子宫后方可见轻度粘连，左侧卵巢可见 3 个卵泡，右侧卵巢可见囊性增大，直径 6 cm 左右，内含多个囊腔，双侧输卵管正常。遂行腹腔镜下右侧卵巢囊肿剥除＋子宫内膜异位结节电灼＋子宫肌瘤切除术。剥除右侧囊肿过程中囊肿破裂，流出暗红色液体，囊壁完整剥除。将切下组织送病理，术中出血 10 mL，术后患者病情平稳，生命体征平稳，无腹痛，阴道出血少，恢复良好，注射亮丙瑞林 1 针后出院。患者术后病理回报：子宫平滑肌瘤，右侧卵巢陈旧性出血性囊肿。

出院诊断：右侧卵巢子宫内膜异位囊肿、子宫内膜异位症、子宫内膜息肉、子宫肌瘤、宫颈 HPV 感染、宫颈纳囊、早期潜伏期梅毒、高催乳素血症。

【随访】

术后 10 个月电话随访：患者出院后再次注射亮丙瑞林 2 针，口服地诺孕素 3 个月，停药后月经恢复，月经量偏少，月经间期无异常出血，周期规律。术后 1 个月复查妇科超声（图 20-1）：子宫内膜厚度约 5 mm，子宫肌层欠均匀，宫颈可见多发无回声，较大约 1 cm，左卵巢大小 2.6 cm×1.3 cm，右卵巢大小 3.2 cm×2.1 cm，盆腔可探及无回声区，范围 62 cm×10 cm，提示宫颈多发纳囊，盆腔积液。患者自诉术后半年外院复查超声未见异常。复查性激素六项：催乳素正常。

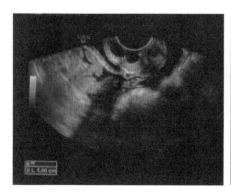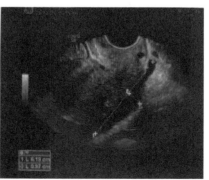

图 20-1　术后 1 个月复查妇科超声

病例分析

1. 病情分析

梅毒是性传播疾病，感染的病原体是苍白梅毒螺旋体，因人们对其认识不足及防范意识欠缺，近几年梅毒感染呈上升趋势，梅毒感染后临床表现复杂，可以引起全身几乎所有器官和组织的病变。临床中发现，有梅毒感染的患者，易发生慢性盆腔炎症，出现盆腔粘连，卵巢表面炎症可能影响排卵，干扰卵巢正常功能。患者泌乳素增高，也是影响排卵的一个重要因素。此患者术前超声提示左侧卵巢囊肿可能，术中探查发现左侧卵巢增大是 3 枚大小不一的卵泡所致，结合患者异常子宫出血，不排除患者存在排卵障碍，影响雌孕激素的正常周期性分泌，造成患者月经紊乱，长时间子宫内膜缺乏规律足量的孕激素保护就会出现子宫内膜息肉，甚至子宫内膜癌。另外，梅毒引起卵巢炎症，组织变糟脆，病理性卵巢囊肿易破裂。此患者存在右侧卵巢子宫内膜异位囊肿，盆腔可见到多处散在褐色区，结合患者 10 年病程中有间断盆腔刺痛表现，不排除患者右侧卵巢囊肿有反复破裂的情况发生，囊肿破裂会引起感染、粘连，加重盆腔病变。

卵巢囊肿有多种性质，临床工作中需要仔细鉴别：梅毒等病原体引起盆腔粘连包裹性囊肿多有流行病学史，可有盆腔炎病史，盆腔或有或无压痛，可有白带增多等表现，消炎治疗可能有一定效果。子宫内膜异位囊肿的患者可有痛经或月经量多、月经期腹胀的表现，囊肿多与周围脏器有致密粘连，活动度欠佳，血 CA125 可高于正常，妇科超声能协助诊断。而卵巢单纯性囊肿多无临床表现，妇科检查可触及光滑、活动良好的囊性肿物，妇科超声可提示边界清晰的无回声。对于卵巢恶性肿瘤早期无临床症状，肿物增长较快，晚期可有转移病灶，并出现恶病质。术前通过鉴别诊断，指导我们的诊断及治疗，直接影响患者的治疗效果及预后。

梅毒是性传播疾病，患者性生活频繁或不注意卫生，易合并宫颈 HPV 感染，HPV 的传播与性接触也有很大关系，两者传播途径相似。有统计显示，宫颈癌患者梅毒感染率增高，也易出现相应的炎症表现等。此患者既往因宫颈 HPV 33 感染行宫颈锥切术，术后复查宫颈 HPV 51 感染。此类患者术后要加强卫生宣教，适当给予预防感染措施，随访仍要加强宫颈癌筛查。

2. 治疗方案分析

本病例先后行宫腔镜诊刮术及腹腔镜卵巢囊肿剥除术，对宫腔及盆腔进行全面检查，均发现有异常病灶。梅毒感染患者生殖系统存在慢性炎症，长期炎症刺激，仍有再次出现病灶的可能。对梅毒的治疗需要及时、规律、足量的药物治疗。对于梅毒引起的慢性盆腔炎症也要积极治疗，以防止发生盆腔炎后遗症，如卵巢输卵管包裹性囊肿。有研究显示，腹腔镜联合 GnRH-a 治疗卵巢子宫内膜异位囊肿，对卵巢功能恢复及降低炎症因子是有帮助的。此患者腹腔镜联合 GnRH-a 治疗卵巢子宫内膜异位囊肿，加强术后卫生宣教，术后随访患者病情恢复良好，未见卵巢囊肿及子宫内膜息肉的复发。

刘军教授病例点评

该病例的诊断治疗关键是术前对盆腔包块性质的判断，尤其是患者有梅毒病史，更要排除三期梅毒中生殖系统梅毒可能。三期梅毒中泌尿生殖系统梅毒可造成盆腔广泛粘连形成包裹性囊肿，手术难度增加。根据患者的病史，患者 10 个月前（病史小于 2 年）体检发现梅毒，没有症状，故考虑早期潜伏期梅毒，并经过规范的驱梅治疗，再加之影像学检查特点，术前基本排除三期梅毒中泌尿生殖系统梅毒。该病例是梅毒合并卵巢囊肿、异常子宫出血的患者，表面看梅毒和卵巢囊肿及异常子宫出血无关联，但梅毒螺旋体对人体多脏器都有侵犯，对女性生殖系统存在直接或间接的影响，现已有研究证实，宫颈病变与梅毒感染有相关性。卵巢病变及子宫内膜病变与梅毒感染无直接关联，但间接影响还需要进一步研究证实。该患者较年轻，盆腔病变多样化，手术中注意保护子宫内膜及卵巢功能，减轻盆腔粘连。术后的药物治疗及定期随访也是该病例的治疗关键。

【参考文献】

1. 薛如君，张锡宝 . 中外最新梅毒指南的解读、比较及更新内容 . 皮肤性病诊疗学杂志，2017，24（1）：52-56.

2. 高航，陈洁，鲍青悦，等 . 微创手术联合 GnRH-a 治疗 EMs 不孕患者疗效及对卵巢功能、炎症因子及妊娠结局影响 . 中国计划生育学杂志，2020，28（3）：328-331.

3. 刘婷，张振东，邹晓锋 . 梅毒螺旋体感染与宫颈癌和卵巢癌的相关性研究 . 中华医院感染学杂志，2017，27（17）：3997-3999.

（庄虔莹　整理）

病例 21　梅毒合并异位妊娠

病历摘要

【基本信息】

患者，女性，31 岁，主因"停经 42 天，腹痛 1 天"入院。

现病史：患者既往月经规律，5/30 天，月经量、经期正常，末次月经 2021 年 4 月 22 日，停经后无阴道出血及排泄物，昨日无明显诱因出现下腹部疼痛，就诊于当地医院，建议患者就诊北京市妇产医院，超声检查提示子宫内膜非均质增厚，左侧附件区非均质回声，今日血 hCG 结果回报 27 722 IU/L，复查超声提示左附件囊实性包块，异位妊娠活胎，建议患者手术治疗，因 RPR 阳性，故转入我院。急诊以"异位妊娠"收入院。患者病程中精神睡眠好，体重无减轻。

既往史：自诉 10 余年前发现 RPR 阳性，具体半定量数值不详，未治疗，未定期复查相关检查。2015 年异位妊娠开窗取胚手术史，2017 年异位妊娠保守治疗史，平素健康状况良好，否认高血压、冠心病、糖尿病病史，否认其他传染病病史，否认药物、食物过敏史，否认外伤史。孕 3 产 1，2020 年 2 月 16 日剖宫产分娩。

【体格检查】

体温 36.5 ℃，脉搏 78 次 / 分，呼吸 20 次 / 分，血压 120/80 mmHg。双肺呼吸音正常，干湿啰音未闻及。心界正常，心律规整，心率 78 次 / 分，心脏杂音无。腹部：外形平坦，软，下腹压痛（＋），无反跳痛，无肌紧张，无移动性浊音，未触及肿物。

专科检查：外阴已婚未产型，发育未见异常。阴道通畅，分泌物中，无异味。宫颈光滑，举摆痛阳性。子宫前倾前屈位，饱满，质软，形态规则，活动度可，压痛阳性。左侧附件区增厚，压痛阳性。右侧附件未见异常。

【辅助检查】

肝功能无异常。尿常规正常。肾功能无异常。血 hCG 27 722 IU/ L。TRUST 1 ∶ 4，TPPA（+）。梅毒荧光抗体吸附试验 IgM 阴性，IgG 阳性。2021 年 6 月 3 日某医院 B 超（彩超）：左侧附件区囊实性包块（可见孕囊及心血管搏动）。胸部 X 线正常。心电图正常。

【诊断及诊断依据】

诊断：异位妊娠、剖宫产史、异位妊娠手术史、隐性梅毒。

诊断依据：患者育龄女性，有停经腹痛史，血 hCG 升高，超声示宫内未见妊娠囊，宫外见妊娠囊，且有胎心，故异位妊娠诊断明确；患者既往有剖宫产史和宫外孕手术史，故剖宫产史、异位妊娠手术室史诊断明确；患者既往梅毒感染病史，目前无临床症状，TRUST 1 ∶ 4，梅毒荧光抗体吸附试验 IgM 阴性，IgG 阳性，故隐性梅毒诊断明确。

【治疗经过】

治疗原则：患者异位妊娠，活胎，血 hCG 明显升高，手术指征明确，交代病情，完善检查，急诊行腹腔镜探查术，请皮肤科会诊：建议予以青霉素正规驱梅治疗。青霉素皮试阴性，给予苄星青霉素 240 万单位，分两侧臀部肌内注射，治疗 1 次。2021 年 6 月 3 日行腹腔镜左侧输卵管切除术。术中见子宫稍增大，右侧附件正常，左侧卵巢正常，左侧输卵管壶腹部呈紫蓝色，增粗，2.5 cm×4 cm，未见破口，切除左侧输卵管送病理。术后病理：左侧输卵管 8.5 cm，直径

1 cm，壶腹部可见裂口（术后剖视切开口），长 2.5 cm，破裂口处可见大量绒毛。术后 3 日血 hCG 896.63 mIU/mL。

【随访】

术后每周复查血 hCG 直至正常。伤口愈合良好。皮肤科继续完成青霉素驱梅疗程，定期随诊中。

病例分析

梅毒最主要的传播途径是性接触传播，早期侵犯生殖器黏膜和皮肤，晚期侵犯全身各器官，并出现多种多样的症状和体征，病变几乎能累及全身各个脏器。随着梅毒患者人数成倍增长，输卵管妊娠合并梅毒患者也相应增加。输卵管妊娠发病率逐年升高，究其原因主要在于性观念的改变和性传播疾病的流行。以往常见的引起输卵管妊娠的病因有输卵管周围的炎症、盆腔炎、附件手术、宫内节育器、负压吸宫术和输卵管手术等。而近年输卵管妊娠患者年轻化，孕期梅毒很多患者症状不明显，体征不典型，这可能与孕妇处于暂时性免疫抑制状态有关，这就造成发现或治疗不及时、病程迁延，成为不容忽视的病因。有研究发现梅毒组反复异位妊娠率高于对照组，不良妊娠率有显著差异。通常术中探查梅毒感染的患者多存在双侧输卵管及子宫表面慢性炎症，盆腔组织器官粘连，输卵管通而不畅。另外，既往多次输卵管妊娠导致不得不行输卵管切除，亦影响生育能力。有研究数据提示，梅毒组盆腔粘连评分显著高于对照组，术中探查发现梅毒组较对照组其盆腔粘连程度重，提示梅毒作为一种慢性全身传染性疾病，其病原体不仅能引起外生殖器局部病变，亦可以直接侵犯子宫、输卵管和阴道等，尤其对输卵管黏

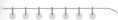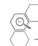
膜的侵犯常引起输卵管管腔粘连、僵硬和迂曲，进而导致输卵管妊娠的发生。梅毒感染后若不能及时发现或发现后未得到及时正规的治疗，其病情将迁延，从而对盆腔造成不可逆的损害。有报道显示，规范的驱梅治疗可显著降低早产、低出生体重儿的发生率及围产儿病死率，明显改善孕妇的不良妊娠结局。该患者有梅毒感染史及异位妊娠史，盆腔超声提示附件区可见孕囊且可见心血管搏动，诊断明确，为防止异位妊娠破裂引起腹腔大出血，应立即手术清除异位妊娠灶。考虑到患者存在再次输卵管异位妊娠的高危因素（梅毒感染史，输卵管异位妊娠史），手术行异位侧输卵管切除为宜，术前交代病情，告知患者切除异位妊娠侧输卵管利弊，最后患者选择切除患侧输卵管。

刘军教授病例点评

该患者 10 余年前发现 RPR 阳性，但未进行驱梅治疗，本次发现 TRUST 1 ： 4，TPPA（＋），及时进行规范的驱梅治疗，为患者今后再次计划妊娠母婴阻断成功奠定基础。

本病例患者从病史考虑不排除梅毒三期盆腔病变期造成输卵管不畅通、反复异位妊娠。另外，患者既往均为左侧输卵管异位妊娠行保守手术治疗和保守治疗，也是造成同侧反复输卵管异位妊娠的原因之一。我院及时行腹腔镜手术治疗防止输卵管妊娠破裂，同时术中切除异位妊娠侧输卵管，降低了今后再次输卵管异位妊娠风险。

已有研究提示梅毒与女性盆腔炎、异位妊娠有密切关系，尽管梅毒感染在输卵管妊娠病因中所占比例不大，但由于其对盆腔脏器的损害程度较严重，若合并其他高危因素，其输卵管妊娠的风险将大大增加，所以对年轻育龄女性加强女性卫生健康宣传，对高危人群进行梅毒检测，对于梅毒血清学阳性育龄患者应早发现、早治疗，尤其是规范化的驱梅治疗，如长效青霉素早期、全程和足量应用等更是至关重要。若发现未经治疗的梅毒合并输卵管妊娠的患者，应积极正规驱梅治疗，尽可能减轻输卵管病损程度，使输卵管尽可能恢复正常功能，减少再次输卵管妊娠发生概率。该患者10余年前发现梅毒感染，未经治疗，属于晚期梅毒，虽然既往有异位妊娠史，为了减少本次手术可能造成的对于盆腔的损害，术前应用苄星青霉素驱梅治疗，以降低梅毒感染引起的盆腔粘连，从而减少输卵管异位妊娠的发生率，进而提高梅毒血清学阳性的育龄妇女的正常生育能力。

【参考文献】

1. 张春艳 . 46 例梅毒血清固定患者临床病因分析 . 检验医学与临床，2013，10（8）：991-992.

2. 李真，卢创林，田丽闪，等 . 深圳市南山区 1994—2006 年梅毒流行病学分析 . 中国皮肤性病学杂志，2008，24（5）：297-298.

3. 庄虔莹，易为，刘敏 . 梅毒感染与输卵管妊娠临床特点的相关性研究 . 中华实验和临床感染病杂志（电子版），2015，9（3）：339-342.

4. 王临虹 . 妊娠梅毒和先天梅毒防治技术指南 . 北京：人民卫生出版社，2013.

（卫雅娴　韩丽荣　整理）

病例 22　梅毒合并早期妊娠终止妊娠

病历摘要

【基本信息】

患者，女性，42 岁，主因"停经 46 天，要求终止妊娠"入院。

现病史：患者平时月经期延长，周期尚规律，10～12 / 23～24 天，停经 30 余天查尿 hCG 阳性，停经 40 余天查妇科超声提示宫内妊娠，患者无恶心、呕吐，无腹痛，无阴道出血，要求人工流产入院。

既往史：10 年前患者妊娠期发现梅毒感染，诊断潜伏期梅毒，皮肤科门诊给予苄星青霉素规范治疗 2 个疗程，6 年前再次因妊娠期行梅毒母婴阻断，正规治疗 2 个疗程，现 RPR 1 : 1。3 年前体检发现宫颈 HPV 感染，行阴道镜检查发现宫颈 CIN Ⅱ 级，遂住院行宫颈冷刀锥切术，术后患者自觉月经期由原来的 7 天延长至 10～12 天，月经量不多，无明显痛经。10 年前及 6 年前分别剖宫产 1 次。

个人史：籍贯北京平谷，久居本地，学历中专，无吸烟、饮酒等不良嗜好。

月经 / 婚育史：患者平时月经周期规律，7/25 天，3 年前出现月经期延长，10～12 / 23～24 天，无痛经，月经量中等偏少，已婚，孕 3 产 2，剖宫产 2 次，平素未采取任何避孕措施。

【体格检查】

体温 36.7 ℃、脉搏 79 次 / 分、呼吸 20 次 / 分、血压 116/79 mmHg，双肺呼吸音清，心率 79 次 / 分，律齐，未闻及杂音，下腹可见横形瘢痕组织，长约 8 cm，腹软，无压痛，叩鼓音，肠鸣音正常，双下肢无水肿。

专科检查：外阴已婚经产型，阴道通畅，宫颈锥切术后改变，残留宫颈组织如黄豆大小，偏于阴道右侧。子宫前位，如孕6周大小，质软，无压痛，双侧附件未见异常。

【辅助检查】

阴道分泌物清洁度：Ⅱ度，滴虫、霉菌均未见。血常规：WBC 7.13×10^9/L，RBC 4.67×10^{12}/L，Hb 131 g/L，PLT 288×10^9/L。凝血功能：PT 10.9 s，TT 14.30 s，PTA 102%，APTT 27.90 s。乙肝表面抗原：阴性。梅毒：Syph 阳性，TRUST 阳性（1∶1）。HIV 抗体：阴性。丙肝抗体：阴性。肝肾功能：均正常。心电图：窦性心律，T 波改变。

术前妇科超声（图 22-1）：宫腔内可见一孕囊大小 14 mm × 19 mm × 7 mm，胎芽长 2 mm，可见原始心管搏动。胎囊下缘距宫体下段瘢痕处约 29 mm。

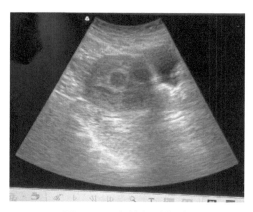

图 22-1　术前妇科超声

【诊断及诊断依据】

诊断：孕 3 产 2（孕 6^+ 周、早期人工流产）、月经期延长、2 次剖宫产术后、宫颈锥切术后、宫颈部分粘连、潜伏期梅毒。

诊断依据：患者为育龄期女性，既往因宫颈 HPV 感染、宫颈 CIN Ⅱ 级行宫颈锥切术，术后患者出现月经期延长 10～12 天，偶有经期腹胀，术中见宫颈锥切术后形态失常，阴道穹窿凹陷处可见粘连带，术中探宫颈口有突破感，考虑宫颈锥切术后宫颈部分粘连。患者既往剖宫产 2 次，无避孕措施，此次因早期妊娠要求流产来院。10 年前患者妊娠期发现梅毒感染，诊断潜伏期梅毒，皮肤科门诊给予苄星青霉素规范治疗 2 个疗程，6 年前再次因妊娠期行梅毒母婴阻断，正规治疗 2 个疗程，现查 RPR 1 : 1，患者一直无临床症状，诊断潜伏期梅毒。

【治疗经过】

住院后完善术前准备，联系手术室说明患者为高危人工流产，手术时间可能会延长，如果出现风险情况有应对措施，联系超声科说明此次人工流产的特殊性，需要超声引导及监测。术前准备完毕后行麻醉镇痛下人工流产术，术中未见正常宫颈口，阴道穹窿右侧可见黄豆大小光滑组织凸起，质地似宫颈，凸起组织左侧可见细小凹陷，宫颈钳夹持凸起组织，凹陷处可见粘连带，未见明确宫颈口，且暴露困难，通过多次调整，暴露凹陷处，考虑到患者子宫前屈位，在凹陷上方向上轻轻探入，感到轻微突破感后探针顺利进入，超声提示进入宫腔。钝性分离宫颈口粘连带并扩张宫颈口，扩宫棒 4.5 号扩至 7.5 号，用 7 号及 6 号吸管各吸引宫腔 1 次，闻肌声，术毕。手术顺利，清出胎囊组织完整，术中出血 5 mL，术后观察 8 小时患者病情平稳，生命体征平稳，无腹痛，阴道出血少，恢复良好，出院。治疗过程见图 22-2 至图 22-5。

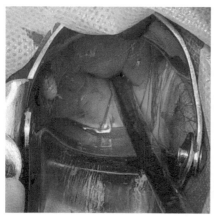

图 22-2　探查宫颈

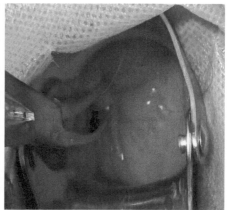

图 22-3　宫颈

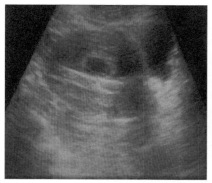

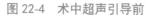

图 22-4　术中超声引导前

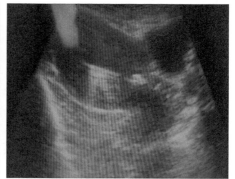

图 22-5　术中超声引导后

【随访】

术后 1 个月电话随访，患者诉无不适，术后阴道少量血性分泌物 3 天，术后 1 个月月经正常来潮，月经期缩短至 7 ～ 8 天，月经量正常，无痛经。

📋 病例分析

1. 病情分析

此患者是梅毒感染合并早期终止妊娠的一个病例，诊断明确，

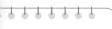

通过详细追问病史发现患者存在以下诸多危险因素。

（1）患者既往两次剖宫产史，子宫存在瘢痕组织，两次手术可能存在瘢痕愈合不良可能，尽管超声已经排除子宫瘢痕处妊娠可能，但人工流产手术仍可能出现瘢痕部位损伤的风险。

（2）通过多年临床观察发现，对于有梅毒感染的患者，盆腔易出现粘连，手术后更容易出现手术部位的粘连，此患者在宫颈锥切时发现因剖宫产术后粘连造成宫颈偏向右侧，暴露困难，宫颈锥切术后宫颈创面再次出现粘连，瘢痕挛缩，进一步增加暴露宫颈的困难。

（3）患者近 3 年无明显诱因出现月经期延长，考虑子宫瘢痕憩室或宫颈管粘连变形所致，根据患者的发病时间，术后月经期缩短，考虑与宫颈术后粘连改变有关。

（4）梅毒是性传播疾病，此类患者性生活卫生不洁，也易造成宫颈 HPV 感染，有统计显示，宫颈癌患者梅毒感染率增高，也易出现相应的炎症表现等，此类患者术后要加强卫生宣教，适当给予预防感染措施，随访仍要加强宫颈癌筛查。

2. 治疗方案分析

此患者既往有剖宫产史 2 次，子宫存在瘢痕，手术史及梅毒感染史使患者易形成盆腔粘连，在行宫颈锥切时即发现宫颈偏向右侧，暴露困难。锥切术后宫颈缩短，瘢痕化，增加此次人工流产手术难度及风险，可优先考虑住院药物流产，但患者拒绝药物流产，要求人工流产，故此类患者术前需考虑到手术难度及可能出现的风险，提前做好应对预案，手术由有经验的高年资医生操作，术中超声科医生协助引导及监测以便及时发现异常情况，及时采取处理措施。

刘军教授病例点评

此患者为计划生育高危病例，从病史看患者潜伏期梅毒10年，其间对子宫进行过3次手术，存在盆腔粘连造成子宫位置改变、宫颈暴露困难、子宫宫颈瘢痕、宫颈粘连等高危因素，这必然增加了子宫损伤、手术困难、失败风险。该病例本拟住院行药物流产但患者不同意，要求行无痛负压吸引人工流产。由于该病例患者术前准备充分，并由高年资副主任医生手术，术中超声监护，虽然术中探查宫颈困难，但整体手术过程顺利，安全完成手术，术后患者恢复良好，同时治疗了患者的月经期延长，随访效果良好。但患者孕6周，2次剖宫产史，宫颈暴露困难，终止妊娠优先选择药物流产，门诊应加强医患沟通，针对特殊高危患者需交代每种终止妊娠方法的利弊，增强患者的风险意识。同时加强患者人工流产术后关怀，落实好避孕措施，建议该患者术中同时选用左炔诺孕酮宫内节育器避孕，除了能高效避孕外，该节育器尾丝还可防止宫颈管再次粘连，持续缓慢释放的左炔诺孕酮可防止子宫内膜异位症，但患者自觉月经量偏少，要求观察月经情况，经流产后关爱和避孕宣教，患者选择工具避孕。

【参考文献】

1. 周强，董莺，鲁春雁．宫颈癌患者梅毒感染情况和血液学相关指标特征分析．中国妇幼保健，2017，32（15）：3432-3434.

2. 薛如君，张锡宝．中外最新梅毒指南的解读、比较及更新内容．皮肤性病诊疗学杂志，2017，24（1）：52-56.

3. 刘婷，张振东，邹晓锋．梅毒螺旋体感染与宫颈癌和卵巢癌的相关性研究．中华医院感染学杂志，2017，27（17）：3997-3999，4003.

（庄虔莹　整理）

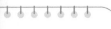

病例 23　HBV 感染合并高级别宫颈上皮内瘤变

病历摘要

【基本信息】

患者，女性，39 岁，主因"检查发现 HPV 感染 14 年，发现宫颈病变 2 个月"入院。

现病史：平素月经规律，5/30 天，量中，无痛经，无阴道不规则出血及同房后出血。2007 体检首次发现 HPV 52 阳性，TCT 无异常，未就医，未定期体检，2008 年第二次查 HPV 52 阳性，TCT 无异常，仍未就医。2021 年 7 月体检，查 HPV 52 阳性，TCT 不除外高度病变，后就诊于外院行阴道镜检查，术后病理提示宫颈 CIN Ⅲ级，部分伴腺体累及。门诊为进一步治疗收入院。自发病以来，患者精神、饮食睡眠可，二便正常。

既往史：平素健康状况良好，否认高血压、冠心病、糖尿病病史，自幼患乙型肝炎，间断查肝功能无异常，未查乙肝病毒量。否认其他传染病病史，否认药物、食物过敏史，2006 年行剖宫产术，否认外伤、输血史。

个人史：生于原籍，来京 11 年，久居本地，学历本科，无业，无吸烟、饮酒等不良嗜好。否认流行病学史。

月经/婚育史：患者平时月经规律，5/30 天，月经量中，无痛经，有性生活史，孕 1 产 1。

【体格检查】

体温 36.2℃、脉搏 78 次 / 分、呼吸 19 次 / 分、血压 126/72 mmHg，双肺呼吸音清，心率 78 次 / 分，律齐，未闻及杂音，腹软，无压痛，叩鼓音，肠鸣音正常，双下肢无水肿。

专科检查：外阴已婚未产型，阴道通畅，宫颈活检后外观，无接触性出血，无举摆痛。子宫水平位，正常大小，质中等，无压痛，双附件区未见异常。

【辅助检查】

血型：O 型，Rh（＋）。血常规、凝血功能、肝功能、肾功能、肿瘤标志物、尿常规：均无明显异常。HBV DNA 2.51×10^7 IU/mL。（宫颈）高危型 HPV 52 阳性。TCT 不排除高度病变。阴道镜检查术后病理提示 3 点、6 ～ 7 点、9 点宫颈 CIN Ⅱ～Ⅲ级，部分伴腺体累及。

术前妇科超声提示子宫肌层回声不均，盆腔积液。

【诊断及诊断依据】

诊断：子宫颈上皮内瘤变Ⅲ级（CIN Ⅲ级）、慢性 HBV 感染、HPV 感染、瘢痕子宫。

诊断依据：患者为中年女性，根据阴道镜病理提示 3 点、6 ～ 7 点、9 点宫颈 CIN Ⅱ～Ⅲ级，部分伴腺体累及，故诊断子宫颈上皮内瘤变Ⅲ级（CIN Ⅲ级）。患者自幼患乙型肝炎，间断查肝功能无异常，未查乙肝病毒量，故诊断慢性 HBV 感染。患者 14 年前体检发现 HPV 52 阳性，间断复查仍存在，故诊断为 HPV 感染。患者既往剖宫产史，故诊断瘢痕子宫。

患者 HPV 持续阳性，阴道镜病理提示癌前病变，不排除阴道镜病理取材受限，待锥切术后进一步明确诊断，排除宫颈癌。

【治疗经过】

住院后完善术前检查，进行科内术前讨论，决定行宫颈锥切手术。患者乙肝病毒量偏高，转氨酶轻度异常，给予保肝治疗，同时给予抗病毒治疗。择期行宫颈锥切术，术中见宫颈正常大小，表面光滑，未见糜烂、赘生物，行宫颈锥切成形缝合。

术后病理回报：（宫颈组织）宫颈上皮黏膜组织呈慢性炎，其中6点、7点局灶呈 CIN Ⅱ级，8点局灶呈 CIN Ⅰ级，各点内外侧切缘未见明确病变。免疫组化结果：Ki-67（inde 50%），P16（＋）；Ki-67（inde 30%），P16（＋）；Ki-67（inde 10%），P16（＋）。

【随访】

术后宫颈创面愈合良好，复查肝功能正常，继续抗病毒治疗，术后4个月复查 TCT 无异常，HPV 阴性。

病例分析

随着人们对 HPV 感染的研究不断加深，宫颈瘤变的概念受到质疑。轻度鳞状异型增生目前被公认为是 HPV 感染所致，大多数为一过性感染并且进展的可能性小。中度到重度的异型鳞状上皮内瘤变被认为是真正的癌前病变。目前的细胞学报告反映了这一双重概念。在1989年，TBS 分类用鳞状上皮内病变替代了 CIN。由于 HPV 感染及 CIN Ⅰ级和 P16 阴性的 CIN Ⅱ级的细胞及组织学改变不能被有效区分开来且它们的自然史相类似，因此它们被归类为低级别鳞状上皮内病变（low-grade squamous intraepithelial lesion, LSIL）。同样的，P16 阳性的 CIN Ⅱ级、CIN Ⅲ级及原位癌不易区分，是真正的癌前病变，被称为高级别鳞状上皮内病变（high-grade squamous intraepithelial lesion，HSIL）。LSIL 和 HSIL 的诊断区别更加可靠，生物学上可信并且诊断较 CIN 系统临床意义更大。目前推荐此两级分类命名法，并据此对这些病变的处理指南进行分组。

高危型 HPV 感染，在性生活后很常见。这种感染通常伴随初次性行为的发生，并非性交乱的证据。多数 HPV 感染及相关病变，不管是临床型或亚临床型，可自然转归，尤其是青少年及年轻女性。关于表观清除率是否反映了真实的分辨率或有限的测试灵敏度的问题已经被提出。几项研究表明，低危型 HPV 感染的消退速度较高危型 HPV 感染消退速度快。年轻女性感染的 HPV 类型经常改变，这反映了感染的短暂性和新伴侣的继发性再感染，而不是持续性感染。同时连续感染多种 HPV 类型也是常见的。

持续的高危型 HPV 感染是宫颈瘤变形成的必要条件。少数 HPV 感染会持续，但大多数年轻女性（65%）感染 HPV 16/18 型超过 6 个月将发展成上皮内瘤病变。随着年龄的增长，进展为高级别瘤变的风险增加，因为老年妇女的 HPV 感染更可能表现为持续性。细胞介导免疫可能在 HPV 感染的持续性，以及良性和肿瘤性病变的进展或消退中起最大作用。

高度鳞状上皮内病变涵盖有 CIN Ⅱ级和 CIN Ⅲ级的特点，其潜在组织学 HSIL 风险至少 70% 或浸润癌风险 1% ～ 2%。无论年龄或 HPV 状况如何，阴道镜检查对所有细胞学 HSIL 都是必要的。细胞学 HSIL 的 25 岁及以上女性的可供替代的管理包括电环切除术或锥切手术，这又被称为诊断性 LEEP 或诊断性锥切策略。因为阴道镜检查可能会漏掉一些高级别病变，因此这种策略是合理的，并且大多数细胞学 HSIL 最终会进行诊断性或治疗性切除。不充分的阴道镜检查更应警惕高级别病变的存在。

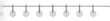

该病例中，同一高危亚型HPV持续性感染，无论TCT是否提示异常，均应进行阴道镜检查及镜下活检，在转入我院前，外院的宫颈癌前筛查工作完整，为接下来的诊疗提供了可靠依据。

📋 曹彦君、刘军病例点评

肝脏是合成凝血因子的主要场所，在肝功能受损早期，凝血因子的合成和降解会受到一定影响，引起机体凝血系统和纤溶系统失衡，因此凝血相关蛋白可作为早期诊断指标。慢性乙型肝炎患者凝血功能障碍，随着临床分型加重而加重，PT随着临床分型加重而升高，FIB则反之下降。PT是反映外源性凝血因子功能的指标，FIB在肝脏和巨核细胞内合成，能反映出肝脏的损害程度，其显著下降可能预示严重的预后，包括体内外出血和多脏器的功能性衰竭。肝功能受损致增多的内毒素损伤血小板；血小板生成素合成受抑制，影响血小板数量和体积。与HBV DNA阴性患者比较，阳性患者PT明显升高，FIB和PLT显著下降，提示PT、FIB、PLT与HBV DNA含量有一定相关性，HBV DNA是乙肝病毒活动性复制及具有传染性的标志，HBV慢性化感染及病毒持续复制可引起机体细胞免疫和体液免疫应答对感染的肝细胞进行破坏，从而引起肝功能损伤、凝血因子合成及释放障碍，以及出血倾向增大。即便术前凝血功能无异常，一旦出现出血的情况，凝血系统启动较非HBV感染者缓慢，这也为手术中止血，以及术后预防出血带来了一定的困难。此外，HBV感染是慢性病毒感染，影响机体免疫功能，使高危型HPV感染更难以自我清除，更容易发展为宫颈高级别病变，故术后进一步坚持抗HBV治疗、改善患者免疫功能有利于防止复发及再次高危型

HPV 持续感染。

　　该病例术前全面检查肝脏功能，给予保肝抗 HBV 治疗，术中注意缝合止血，术后继续抗 HBV 治疗，肝功能正常，术后 4 个月对手术评估随访 HPV、TCT 均正常，治疗效果满意。我院为患者进行了宫颈锥切手术，诊疗方式恰当。

【参考文献】

1. SOLOMON D，DAVEY D，KURMAN R，et al. The 2001 Bethesda system：terminology for reporting resuits ofcervical cytology. JAMA，2002，287（16）：2114-2119.

2. DARRAGH T M，COLGAN T J，COX J T，et al. The lower anogenital squamous termi- nology standardization project for HPV-associated lesions：background and consensus recommendations from the College of American Pathologists and the American Society for Colposcopy and Cervical Pathology. J Low Genit Tract Dis，2012，16（3）：205.

3. BROWN D R，SHEW M L，QADADRI B，et al. A longitudinal study of genital human papillomavirus infection in a cohort of closely followed adolescent women. J Infect Dis，2005，191（2）：182-192.

4. WINER R L，LEE S K，HUGHES J P，et al. Genital human papillomavirus infection：incidence and risk factors in a cohort of female university students. Am J Epidemiol，2003，157（3）：218-226.

5. COLLINS S，MAZLOOMZADEH S，WINTER H，et al. High incidence of cervical human papillomavirus infection in women during their first sexual relationship. BJOG，2002，109（1）：96-98.

6. HO G Y，BIERMAN R，BEARDSLEY L，et al. Natural history of cervicovaginal pap-illomavirus infection in young women. N Engl J Med，1998，338（7）：423-428.

7. MOSCICKI A B，SHIBOSKI S，BROERING J，et al. The natural history of human

笔记

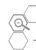

papil lomavirus infection as measured byrepeated DNA testing in adolescent and young women. J Pediatr, 1998, 132（2）：277-284.

8. WINER R L, HUGHES J P, FENG Q, et al. Early natural history of incident, type specific human papillomz virus infections in newly sexually active young women. Cancer Epidemiol Biomarkers Prev, 2011, 20（4）：699-707.

9. MOSCICKI A B, SHIBOSKI S, HILLS N K, et al. Regression of low-grade squamous intra-epithelial lesions in young women. Lancet, 2004, 364（9446）：1678-1683.

10. SCHLECHT N F, PLATT R W, DUARTE-FRANCO E, et al. Human papillomavirus infection and time to progression and regression of cervical intraepithelial neoplasia. J Natl Cancer Inst, 2003, 95（17）：1336-1343.

11. SCHIFFMAN M, WENTZENSEN N. From human papillomavirus to cervical cancer. Obstet Gynecol, 2010, 116（1）：177-185.

12. TROTTIER H, MAHMUD S M, LINDSAY L, et al. Persistence of an incident human papillomavirus infection and timing of cervical lesions in previously unex-posed young women. Cancer Epidemiol Biomarkers Prev, 2009, 18（3）：854-862.

13. HILDESHEIM A, HADJIMICHAEL O, SCHWARTZ P E, et al. Risk factors for rapid-onset cervical cancer. Am J Obstet Gynecol, 1999, 180（3 Pt 1）：571-577.

14. KINNEY W K, MANOS M M, HURLEY L B, et al. Where's the high-grade cervical neoplasia? The importance of minimally abnormal Papanicolaou diagnoses. Obstet Gynecol, 1998, 91（6）：973-976.

15. 谢秋南, 韩梅芳. 不同类型肝炎患者凝血功能检测的临床意义. 检验医学与临床, 2014, 11（12）：1599-1600.

16. 孟冬梅, 张国顺, 刘斌, 等. 乙型肝炎病毒标志物及 DNA 定量检测在乙型肝炎肝硬化患者中的临床意义. 世界华人消化杂志, 2016, 24（29）：4115-4119.

（孙宇佳　刘华放　整理）

病例 24　乙型肝炎肝硬化合并卵巢囊肿

病历摘要

【基本信息】

患者，女性，51 岁，主因"体检发现盆腔肿物 7 年"入院。

现病史：患者平素月经规律，7/30 天，经量中等，无痛经，无血块。7 年前体检时发现左附件区囊肿，直径约 4 cm，具体不详，患者平素无自觉症状。规律复查包块逐渐增大。3 年前出现劳累后左下腹胀痛，休息可缓解，近 3 年逐渐加重。5 天前于我院就诊，查体左附件区可及直径 10 cm 囊性肿物，活动好，无压痛，妇科超声提示盆腔囊性包块，103 mm×66 mm，建议手术，外院 HE4、CA125、CA199、CEA、AFP 未见异常，今日为手术入院。患者无腹痛及腹胀，无发热及消瘦，无头晕、乏力，无胸闷、胸痛，无异常阴道流血。饮食睡眠可，近 1 周偶感尿频，夜尿 0~1 次，大便正常。近期体重无明显改变。

既往史：平素健康状况良好，否认高血压、心脏病等慢性病病史。自幼诊断乙肝病毒携带。2006 年测肝功能异常，就诊于当地医院，给予口服中药治疗，具体不详，用药 10 年，肝功能异常较前无明显改善，后就诊于我院，考虑慢性乙型肝炎肝硬化，予以恩替卡韦片 1 次 / 日口服抗病毒治疗，监测转氨酶逐渐降至正常，规律用药至今。否认其他传染病病史，否认药物、食物过敏史。2018 年因脾大于我院行经腹脾切除术，术程顺利。否认外伤史。2015 年因上消化道出血于当地医院输血治疗，具体不详。

个人史：生于原籍，未到过疫区，无烟酒嗜好。否认流行病学史。

月经/婚育史：平素月经规律，7/30 天，月经量中，无痛经，末次月经 2021 年 8 月 6 日。孕 1 产 1。

【体格检查】

体温 36.6 ℃，脉搏 70 次/分，血压 132/75 mmHg。心肺查体无异常，腹软，下腹部可触及囊性包块，直径约 10 cm，形态规则，活动好，轻压痛，无反跳痛，无肌紧张，无移动性浊音。

专科查体：外阴（−），阴道畅，宫颈肥大，轻度柱状上皮外移，无接触性出血，无举摆痛。子宫前倾前屈位，正常大小，质中，活动可，轻压痛。子宫左前方可触及一直径 10 cm 囊性包块，形态规则，边界清晰，轻压痛，活动好。右附件区略有增厚，无压痛。

【辅助检查】

HBV DNA 测定：未检测到。乙肝表面抗原稀释：537.73 IU/mL。自身免疫性肝病：均为阴性。梅毒：TRUST 阴性，TPPA 阴性。肝功能：TBIL 22.3 μmol/L，ALB 37.5 g/L，TBA 12.2 μmol/L，ALT 21.2 U/L，AST 32.2 U/L，TP 75.6 g/L。全血细胞分析：PLT 264.00 × 10^9/L，Hb 128.00 g/L，RBC 3.91 × 10^9/L，WBC 7.94 × 10^9/L。凝血功能：PT 11.5 s，PTA 91%，APTT 30.5 s，Fb 264 mg/dL，DD 0.96 mg/L，TT 14.5 s。

盆腔超声：子宫前位，形态正常，大小 51 mm × 50 mm × 37 mm，轮廓清楚，子宫肌层回声欠均匀，宫腔内可探及节育器回声，位置居中。右侧附件区见数个无回声，较大者 37 mm × 26 mm，内透声差，子宫前方见无回声，大小 103 mm × 66 mm，右侧附件区非纯囊；盆腔囊性包块。门静脉高压血流改变，肝动脉阻力指数增高。肝胆脾胰肾＋胸腔积液、腹水：肝硬化，脾切除术后，肝内回声结节状，胆囊壁增厚、毛糙。腹部增强 MRI：肝硬化、再生结节生成，脾切除术后，脐静脉开放；肝内小囊肿；胆囊壁增厚。电子胃镜检查：食管胃底静脉曲张轻度，慢性非萎缩性胃炎，十二指肠炎。

【诊断及诊断依据】

诊断：卵巢囊肿、宫内节育器术后、乙型肝炎肝硬化、慢性胃炎、十二指肠炎、脾切除术后。

诊断依据：患者平素无不适，体检发现盆腔肿物 7 年，查体示子宫正常大小，子宫左前方可触及一 10 cm 大囊性包块，形态规则，边界清晰，活动好，轻压痛。盆腔超声提示子宫前方见无回声，大小 103 mm×66 mm，无血流，支持卵巢囊肿诊断。患者自幼诊断为乙肝病毒携带者，盆腔超声和腹部增强 MRI 均提示肝硬化表现，故支持乙型肝炎肝硬化诊断。电子胃镜示食管胃底静脉曲张轻度、慢性非萎缩性胃炎、十二指肠炎，故支持慢性胃炎、十二指肠炎诊断。

【治疗经过】

患者已于肝病科诊断为乙型肝炎肝硬化，长期口服恩替卡韦胶囊（0.5 mg qd）治疗。结合患者病例特点，考虑为肝硬化失代偿期。患者盆腔持续存在较大附件区肿物，性质不明，手术探查指征明确，拟行腹腔镜探查＋患侧附件切除＋宫内节育器取出术。术前充分评估患者肝脏情况，给予保护肝脏、营养支持、预防消化道出血等治疗，充分向患者及家属交代病情，术中、术后有肝功能异常，肝衰竭，多脏器功能衰竭，大出血，休克甚至死亡的风险，患者及家属表示知情并理解，要求手术。患者于 2021 年 8 月 27 日在全麻下行腹腔镜探查＋粘连松解＋左侧附件切除＋右侧输卵管切除＋右侧卵巢囊肿剥除＋宫内节育器取出术。术中见子宫正常大小、表面有粘连，子宫后壁可见散在的内膜异位病灶，韧带正常，左卵巢可见大小约 10 cm 囊性肿物，内可见清亮囊液，卵巢及囊肿与肠壁、子宫左侧壁、左侧盆壁粘连致密，予以剥离，剥离过程中囊肿有破口，吸出囊液后完整切除左侧附件。左侧输卵管可见炎性增粗，与左侧盆壁粘连致密。右卵巢可见直径约 1 cm 囊性肿物，内可见清亮液体，完整剥离囊肿。右侧输卵管表面呈暗红色，迂曲增粗，直径约 3 cm，伞端与右侧卵巢粘连。术后应用头孢呋辛钠 1.5 g bid 静脉滴注预防感染、奥美拉唑 40 mg qd 静脉滴注预防消化道出血、达肝素钠 5000 IU 皮下注射 qd 预防下肢静脉血栓，补液等对症支持治疗。术后生命体征平稳，二便正常，复查全血细胞、凝血功能、肝功能无明显异常。术后第 6 天腹部伤口拆线甲级愈合，阴道无异常出血，恢复好，予以出院。术后病理：（右输卵管）输卵管组织中可见淋巴细胞浸润，并见组织细胞增生及含铁血黄素沉积；（右侧卵巢囊肿壁）滤泡囊肿；（左侧卵巢囊肿）良性囊肿，考虑浆液性囊腺瘤。

术后诊断：左侧卵巢浆液性囊腺瘤、右侧卵巢囊肿、右侧输卵管积血、子宫内膜异位症、慢性盆腔炎、宫内节育器术后、乙型肝炎肝硬化、慢性胃炎、十二指肠炎、脾切除术后。

【随访】

术后 1 个月，患者复查，伤口愈合良好，恢复良好。

病例分析

肝硬化的临床诊断：弥漫性肝纤维化伴假小叶形成是病理组织学上诊断肝硬化的金标准。对于已经出现腹水、食管胃底静脉曲张破裂出血及肝性脑病等严重并发症者，结合病史大多可以做出失代偿期肝硬化的临床诊断。对于尚未出现这些并发症的患者，可以综合考虑病史、临床表现、血液学、生化学及影像学检查做出代偿期肝硬化的临床诊断。

肝硬化的临床分期目前多采用基于主要并发症的临床分期，两期分期法是最常用的分期方法。根据肝硬化的自然史，代偿期肝硬化是指尚未出现腹水、GEVB、HE 等严重并发症者，而一旦出现上述并发症之一，则诊断为失代偿期肝硬化。目前，肝硬化 CTP 评分在临床应用较为广泛，评分标准及分级如表 24-1、表 24-2 所示。

表 24-1 肝硬化 CTP 评分标准

项目 （临床生化指标）	评分（分）		
	1	2	3
肝性脑病（级）	无	1～2	3～4
腹水	无	轻度	中、重度
总胆红素（μmol/L）	＜ 34	34～51	＞ 51
白蛋白（g/L）	＞ 35	28～35	＜ 28
凝血酶原时间延长（s）	＜ 4	4～6	＞ 6

表 24-2 肝硬化 CTP 分级

级别	评分	临床意义
A 级	5～6 分	手术危险度小，预后最好，1～2 年存活率 85%～100%
B 级	7～9 分	手术危险度中等，1～2 年存活率 60%～80%
C 级	≥ 10 分	手术危险度最大，预后最差，1～2 年存活率 35%～45%

肝硬化患者围手术期管理要点：①术前充分风险评估：Child-Pugh C 级的患者术后失代偿及死亡风险高，尽量避免手术。②肝硬化患者腹水管理：尽可能在术前控制腹水，症状性腹水患者围手术期需行腹腔穿刺引流腹水，同时根据引流量静脉补充白蛋白（6～8 g/L）。③抗生素选择：HBV 感染的人群，可能存在肝功能损伤的情况，在围术期药物选择上，需要考虑药物对肝脏的影响，抗生素尽可能选

笔记

择可以杀灭妇科手术中看到的致病菌，如三代头孢。④白蛋白补充：由于白蛋白由肝脏合成，肝硬化术后处于高代谢状态，加速了蛋白分解速度，持续保持负氮平衡，患者术后早期会出现全身炎症反应，尤其在术后 48 小时内达到高峰，大量细胞因子与炎性介质会对毛细血管内皮细胞造成损伤，增加血管通透性，促使白蛋白渗漏至组织间隙，引发低蛋白血症。术后 48 小时后，机体炎症反应状态得到有效改善，术后输注高渗性白蛋白能够迅速纠正低蛋白血症。同时人血白蛋白的有效吸收与利用可加强机体对营养物质的转运，促进体内毒素代谢，改善患者预后。⑤围手术期静脉液体和血制品输注需要控制总量，避免加重细胞外液积聚、腹水和门静脉高压。⑥术后疼痛管理：一般而言，相较于普通患者阿片类药物需减量，给药间隔延长。使用短效苯二氮䓬类药物，避免使用非甾体抗炎药，因为会引起肾灌注不全。⑦肝硬化患者术后应预防便秘，避免诱发肝性脑病。可每日服用聚乙二醇保持肠道规律运动。

📋 曹彦君、刘军病例点评

代偿期肝硬化患者的死亡风险是普通人群的 4.7 倍，中位生存时间为 12 年；失代偿期肝硬化患者的死亡风险高达 9.7 倍以上，中位生存时间仅为 2 年。肝功能储备评分及分期：CTP 评分将肝硬化分为 3 期：A 期（5～6 分）为代偿阶段，B 期（7～9 分）为早期失代偿阶段，C 期（10～15 分）为晚期失代偿阶段。这 3 期相应的 1 年病死率分别为 5%、20% 和 55%，2 年病死率分别为 10%、30% 和 62%。因此，术前充分评估肝硬化分级，充分评估手术风险、选择手术方式至关重要。

　　该患者应用了腹腔镜技术手术，取得了良好的效果。腹腔镜作为一种微创技术，创伤小，且有利于患者术后恢复，是肝硬化患者优先选择的治疗方式，但更适合 CTP 评分为 A、B 级的患者，充分做好围术期准备，给予保护肝脏的药物、维持水及电解质的稳定，通过输注丙种球蛋白、悬浮红细胞、血浆、血小板，应用升白细胞药物，纠正贫血、凝血功能异常及白细胞减少，避免使用损伤肝脏的药物，尽量缩短手术时间，术中气腹压不宜超过 10 mmHg，适当应用抗生素预防感染，大大降低发生并发症的风险。

　　该患者 CTP 评分为 A 级，术前充分评估患者状况，予以保护肝脏、营养支持、预防消化道出血等治疗，选择腹腔镜手术（创伤小，手术时间短），术后予以预防感染、预防上消化道出血、营养支持等治疗，确保了该患者围术期安全。

【参考文献】

1. CHINESE SOCIETY OF HEPATOLOGY，CHINESE MEDICAL ASSOCIATION. Chinese guidelines on the management of liver cirrhosis. J Clin Hepatol，2019，35（11）：2408-2425.

2. 中华医学会感染病学分会，中华医学会肝病学分会 . 慢性乙型肝炎防治指南（2019 年版）. 临床肝胆病杂志，2019，35（12）：2648-2669.

3. D'AMICO G，GARCIA-TSAO G，PAGLIARO L. Natural history and prognostic of survival in cirrhosis：a systematic review of 118 studies. J Hepatol，2016，44（1）：217-231.

（卫雅娴　韩丽荣　整理）

155

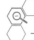
病例 25　乙型肝炎肝硬化合并异常子宫出血

📋 病历摘要

【基本信息】

患者，女性，43 岁，主因"阴道流血 17 天、乏力 3 天"入院。

现病史：患者平素月经规律，6/26 天，经量多，每次约用 3 包卫生巾。末次月经 2019 年 1 月 1 日。此次月经前 6 天与既往月经比无明显异常。第 7 天起阴道流血开始增多，伴血块，3 小时左右更换卫生巾 1 片。其间偶有阴道流血减少。昨日就诊于外院，超声提示子宫内膜厚 2.0 cm，血红蛋白 68 g/L，尿妊娠试验阴性。建议患者行刮宫术，因肝炎肝硬化转诊至我院。我院急诊予以口服止血及补血治疗，今日以"异常子宫出血"收入院。患者近 3 天乏力，饮食睡眠欠佳，二便正常。

既往史：患者 2014 年孕期发现 HBsAg 阳性，孕期抗病毒母婴阻断，2017 年因肝区疼痛检查发现肝硬化（代偿期）、肝血管瘤，口服恩替卡韦抗病毒及保肝药物，2018 年 MRI 发现腹水确诊肝硬化失代偿期。否认其他重大疾病史，否认手术、外伤史，否认药物过敏。

个人史：生于原籍，未到过疫区，无烟酒嗜好。否认流行病学史。

月经/婚育史：平素月经规律，6/26 天，月经量多，无痛经，末次月经 2019 年 1 月 1 日。孕 3 产 1。

笔记

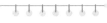

【体格检查】

体温 36.6 ℃，脉搏 88 次 / 分，血压 122/74 mmHg。心肺查体无异常，腹软，可及增大子宫，宫底达耻上。宫体处轻压痛，无反跳痛，无肌紧张，无移动性浊音。

专科检查：外阴已婚经产型，阴道：通畅，无畸形，黏膜淡红色。宫颈：可见血液流出。无肥大、赘生物，质中，无糜烂，无接触性出血，无举摆痛。子宫：前倾前屈位，如孕 12 周，质硬，形态规则，活动度可，轻压痛，子宫骶韧带增厚变硬、痛性结节。附件：未触及压痛、增厚及包块。

【辅助检查】

尿妊娠试验阴性。乙肝五项 HBsAg > 250.00 IU/mL，Anti-HBe 0.71 S/CO，Anti-HBc 8.22 S/CO。Anti-HCV 0.09 S/CO。肿瘤系列均正常。全血细胞分析 Hb 69.20 g/ L，HCT 23.82%，MCV 66.72 fL，MCH 19.32 pg，WBC 4.37×10^9/L，PLT 132.40×10^9/L。电解质、肾功能、血糖基本正常。肝功能 ALT 13.2 U/L，AST 20.3 U/L，TBIL 11.7 μmol/L，TP 68.8 g/L。血型 AB 型，Rh 阳性。凝血功能 PT 13.50 s，INR 1.25，TT 18.4 s，Fb 194.00 mg/dL，DD 0.10 mg/L。

外院子宫附件超声：子宫内膜厚 2.0 cm，回声不均匀，内可见一 0.7 cm×0.4 cm 的厚壁小囊样回声。宫内厚壁小囊样，子宫肌瘤。我院腹部超声：肝表面不光滑，肝内回声较增强，粗糙，分布不均质，肝右叶近膈顶可见稍高回声，大小 50 mm×35 mm，边界不清，形态欠规则，内未见明确血流信号。肝内胆管未见扩张，肝外胆管宽 3 mm，门静脉宽度 13 mm。脾脏肋间厚 61 mm，长 192 mm，回声均匀，提示肝硬化、脾大。门静脉系统超声：左支矢状部 10 mm，右支起始部 9 mm，门静脉主干 13 mm。PKV 19.7 cm/s，PSV 60 cm/s。

血流充盈尚可。提示肝动脉阻力指数增高。

【诊断及诊断依据】

诊断：异常子宫出血、乙型肝炎肝硬化失代偿期、中度贫血、凝血功能轻度异常。

诊断依据：患者平素月经规律，此次突发阴道持续流血多，出现贫血，外阴阴道宫颈未见明显外伤及器质性病变。超声提示子宫内膜厚，尿 hCG 阴性，故诊断异常子宫出血。患者既往有慢性乙型肝炎病史，化验 HBsAg 阳性，HBV DNA 阴性，2018 年出现腹水，考虑为乙型肝炎肝硬化失代偿期。患者入院时血红蛋白 69.2 g/L，符合中度贫血，且伴随严重肝病，查凝血功能 PT 13.50 s，INR 1.25，TT 18.4 s，Fb 194.00 mg/dL，此次月经量大，持续时间长，存在凝血功能异常。

【治疗经过】

患者目前阴道出血量大，继发中度贫血，口服止血药效果差，结合患者肝硬化病史，需警惕凝血功能障碍，完善检查、备血、开放静脉通路，给予人凝血酶原复合物 400 IU 静脉滴注，同时紧急行诊断性刮宫。入院当日急诊行诊断性刮宫术。探查宫腔深度 11 cm，刮出宫腔内膜及凝血块组织约 10 g，送病理。术后给予五水头孢唑林钠 1 g bid 静脉滴注预防感染，同时蔗糖铁 200 mg qd 静脉滴注补血对症治疗，予以益母草胶囊促进恶露排出、润肠通便药物保持大便通畅。术后患者无腹痛及发热，二便正常，阴道出血不多，监测生命体征平稳，乳房不胀，子宫收缩好。术后病理诊断：（子宫内膜）增殖期子宫内膜，局灶呈单纯性增生。建议进一步治疗以防止复发，考虑患者肝硬化失代偿，肝脏功能低下，不宜使用女性激素治疗，且患者年龄 43 岁也不宜长期使用促性腺激素释放激素，故建议行宫

笔记

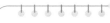

腔镜下子宫内膜消融术。

术后诊断：异常子宫出血、乙型肝炎肝硬化失代偿期、重度贫血、凝血功能轻度异常。

【随访】

血红蛋白逐渐恢复正常。继续肝病科抗病毒治疗。患者肝硬化，不适宜口服激素治疗，建议给予子宫内膜射频消融手术（患者 3 个月后于当地三级医院行子宫内膜射频消融术）。

病例分析

1. 异常子宫出血（abnormal uterine bleeding，AUB）的分类

目前，国际妇产科联盟将常见的 AUB 分为两个大类 9 个亚型，按英语首字母缩写为 PALM-COEIN，分别为：息肉（polyp）、子宫腺肌病（adenomyosis）、子宫平滑肌瘤（leiomyoma）、恶变和不典型增生（malignancy and hyperplasia）、全身凝血相关疾病（coagulopathy）、排卵障碍（ovulatory dysfunction）、子宫内膜局部异常（endometrial）、医源性（iatrogenic）、未分类（not yet classified）。

2. AUB 的原因

（1）排卵障碍所致 AUB（AUB-O）：该患者处于围绝经期，首先要做检查和化验，排除器质性病变、妊娠相关疾病，目前考虑为围绝经期无排卵性 AUB，即 AUB-O 型。此阶段的患者因为卵巢储备功能降低，卵泡数量下降，发生排卵障碍，没有排卵就没有黄体形成，没有黄体形成就没有孕激素产生，子宫内膜长期在单一雌激素作用下导致不规则出血或子宫内膜病变，该患者子宫内膜证实为子宫内膜局灶单纯性增生，表明该患者是长时间排卵障碍所致。排

笔记

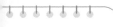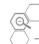

卵障碍性 AUB 治疗分两步走：第一步止血，可采用性激素治疗，如内膜萎缩法、内膜脱落法、复方短效口服避孕药、刮宫、辅助治疗；第二步调整月经周期，在第一步止血后，一定要有调整月经周期的治疗。该患者有肝硬化，不适宜性激素治疗，所以止血采取手术刮宫处理，以达到快速安全止血的目的。

（2）全身凝血相关疾病所致 AUB（AUB-C）：包括肝硬化、再生障碍性贫血、各类白血病、各种凝血因子异常、各种原因导致血小板减少等全身性凝血机制异常疾病。该患者有肝硬化失代偿期病史，肝功能严重受损，造成肝脏产生凝血物质不足导致出血，凝血功能障碍进一步加重 AUB。

肝硬化还会导致脾功能亢进和毛细血管脆性增加从而引起出血性疾病。另外，肝硬化时：①雄激素在肝外转化为雌激素的量增加；②肝灭活雌激素能力降低；③从肝分泌入胆汁的雌激素被再吸收、再利用，即肝肠循环；④血清中激素结合球蛋白增加，导致肝硬化患者雌激素水平增高而可能引起女性晚绝经和 AUB。

3. 手术方式的选择

（1）依据肝硬化 CTP 评分标准及 CTP 分级，该患者无肝性脑病（1 分）、无腹水（1 分）、总胆红素 < 34 μmol/L（1 分）、白蛋白 > 35 g/L（1 分）、凝血酶原时间延长 < 4 s（1 分），总分 5 分，CTP 评级 A 级。

（2）肝硬化患者 AUB 的传统治疗方法为内科保肝、输血，应用多种维生素尤其是维生素 K_1 均衡营养，同时予以常规止血药物、纤维蛋白、血小板等治疗，严重者通过输血来维持生命。近年来，随着微创技术的快速发展，腔内技术成为治疗 AUB 的研究热点，尤其对于合并严重的肝硬化、血液系统疾病等的患者，腔内技术是非常符合微创理念的有效治疗手段。如合并子宫内占位、子宫内膜病变、月经量过多等疾病的肝硬化患者，行宫腔镜下的宫内占位病灶切除、子宫内膜切除、子宫内膜射频消融，尤其是子宫内膜射频消融，手术时间短，切除病灶的同时行阻抗控制子宫内膜去除，效果满意。一项 26 例样本的 AUB 前瞻性研究表明，术后 1 个月、3 个月、6 个月、12 个月的 CTP 评分较前明显降低，闭经率为 88.5% ～ 100%，有效率均为 100%。随访期间有 5 例死于原发性肝癌、食管胃底静脉曲张破裂出血、急性心肌梗死和肝硬化失代偿导致多器官功能衰竭，随访 1 年无复发，因此高频微波子宫内膜去除术对肝硬化 AUB 患者是安全、有效、可以耐受的方法，可以提高患者生活质量，满意率较高。对于肝硬化 AUB 患者，尤其是 CTP 分级为 B、C 级且不能耐受较大手术的患者（包括恶性肿瘤的早期），微创去除导致 AUB 的子宫内膜能控制出血、感染，避免病情恶化甚至死亡，对改善患者生活品质是最好的选择。即使该患者 CTP 分级为 A 级，但从微创的理念出发，选择子宫内膜射频消融术治疗使患者达到了迅速控制疾病、有效改善预后的良好效果，避免了切除子宫等大型手术可能出现的围术期并发症的风险。

曹彦君、刘军病例点评

该患者肝硬化失代偿期诊断成立，同时合并 AUB-O，患者既往月经量偏多，考虑存在排卵障碍，但未诊治。对于排卵障碍的患者，可以采用性激素治疗，调整月经周期和减少月经量，如果无生育要求可以放置含有孕激素的宫内装置。但该患者肝硬化，不适宜行性激素治疗以调整月经周期、减少月经，且该患者宫腔较大，不适宜

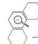

放置含孕激素的宫内装置。此次阴道大出血，中度贫血，需紧急止血，故行急诊刮宫送病理。快速止血同时明确子宫内膜情况，排除子宫内膜恶性病变，为下一步治疗取得必要的检查结果，处理恰当及时创伤最小。

该患者处于肝硬化失代偿期，虽无生育要求，但行全子宫切除术损伤大、围术期风险明显增加，故推荐患者行高频微波子宫内膜消融术治疗，其创伤小，风险低，且同时解决今后月经量多的问题，预后好，做到了个体化治疗。

【参考文献】

1. 刘军，王玲，刘敏，等 . 肝硬化患者合并非妊娠异常子宫出血的诊断和治疗 . 中华肝脏病杂志，2011，19（1）：52-54.

2. 刘青，李秀兰，刘继娟，等 . 高频微波子宫内膜去除术治疗肝硬化异常子宫出血的安全性和有效性 . 肝脏，2016，21（6）：452-455.

3. XIAO J，WANG F，WONG N K，et al. Global liver disease burdens and research trends：analysis from a Chinese perspective. J Hepatol，2019，71（1）：212-221.

4. 中华医学会妇产科学分会妇科内分泌学组 . 2018 年排卵障碍性异常子宫出血诊治指南 . 中华妇产科杂志，2018，53（12）：801-807.

（卫雅娴　韩丽荣　整理）

笔记

病例 26　慢性乙型肝炎合并卵巢上皮浆液性细胞癌

病历摘要

【基本信息】

患者，女性，47 岁，主因"不规则阴道流血 6 个月，发现子宫内膜恶性病变 3 周"入院。

现病史：患者平素月经规律，7～8 / 29～30 天，量中，无痛经。末次月经不详（6 个月前），血量时多时少，偶有血块。2 个月前就诊于外院，查 B 超提示宫腔至宫颈内口条状不均中低回声，较宽约 22 mm，右附件区不规则低回声 30 mm×28 mm，TCT 提示非典型鳞状上皮细胞（不能排除上皮内高度病变），HPV 阴性。因工作原因，未进一步诊治。3 周前阴道流血增多，多于原月经量的 2～3 倍，伴大量血块，急诊于外院住院，查 B 超提示宫腔内实性团块，大小约 71 mm×40 mm，不排除子宫内膜息肉样病变？子宫黏膜下肌瘤？双附件区未见异常回声，CA199 120.8 U/mL，CA125 40.0 U/mL。第 2 天急诊行宫腔镜下子宫病损切除术和宫颈活检术，术中见宫腔形态失常，宫颈管、宫腔下段及宫腔内可见红色占位病变，直径约 3 cm，钳夹大部分组织后，根部电切，宫颈 3 点、6 点、9 点、12 点送病理。术后 3 天病理回报：（宫腔占位）子宫内膜腺癌，低分化，宫颈组织为慢性宫颈炎。盆腔增强 MRI 提示双侧附件区囊实性占位（大小分别约 54 mm×67 mm×56 mm、54 mm×42 mm×62 mm），考虑卵巢交界性囊腺瘤可能，不排除囊腺癌，子宫腔内异常信号，内膜癌（ⅠA期）可能。患者术后恢复好，术后第6天出院。出院后至今，患者无明显阴道流血，无恶心、呕吐，无腹痛、腹泻、腹胀等不适。因检查HBsAg阳性转入我院进一步诊治，门诊以"子宫内膜腺癌（ⅠA期？）、卵巢恶性肿瘤？慢性乙型肝炎"收入院。患者自发病以来，饮食睡眠好，精神可，乏力，大小便正常，体重无明显下降。

既往史：患者3周前于外院发现HBsAg阳性，肝功能轻度异常，HBV DNA 2.26×10^7 IU/mL，1周前就诊于我院肝病科，给予利肝康、五酯胶囊口服保肝，恩替卡韦口服抗病毒治疗。否认高血压、糖尿病等慢性病病史，否认其他传染病病史。既往剖宫产手术史，否认外伤史，否认食物及药物过敏史，否认输血史。

个人史：生于原籍，来京20余年，未到过疫区，文化程度硕士，职业职员，无烟酒嗜好。

月经/婚育史：月经周期7～8/29～30天，量中，无痛经。离异，孕2产1，人工流产1次，剖宫产1次，现育有1女，女体健。

【体格检查】

体温36.5℃，脉搏70次/分，呼吸20次/分，血压115/73 mmHg。心律齐，双肺未闻及干湿啰音，腹软，无压痛，双下肢无水肿。

专科查体：外阴发育正常，无赘生物，已婚未产型；阴道通畅，无畸形，黏膜正常，分泌物中，无异味；宫颈无肥大、赘生物，质中，无糜烂，无接触性出血，无举摆痛；子宫触及不满意，盆腔可及一包块，上达脐耻间，边界不清，活动欠佳，无压痛、反跳痛。

【辅助检查】

入院前3周 ALT 78 U/L，AST 71 U/L，HBV DNA 2.26×10^7 IU/mL。

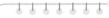

入院当天 ALT 63 U/L，AST 58 U/L；乙肝五项 HBsAg（＋），HBeAg（＋），HBcAb（＋）；HBV DNA 3.75×10^6 IU/mL。CA199 602.4 U/mL，CA125 66.4 U/mL。子宫附件超声：子宫偏后位，大小 77 mm × 51 mm × 53 mm，轮廓清楚，肌层回声欠均匀，子宫内膜显示不清。子宫周围可见囊实性肿物，大小约 166 mm × 70 mm，以囊性为主，其间见多发厚壁分隔及乳头样结构，边界欠清，形态不规则。CDFI：实性部位可见多发动脉血流信号，RI 0.55。诊断意见：子宫增大，盆腔囊实性肿物，考虑来源于卵巢。

【诊断及诊断依据】

入院诊断：子宫内膜腺癌（ⅠA 期？）、卵巢恶性肿瘤、慢性乙型肝炎、瘢痕子宫（剖宫产史）。

诊断依据：患者不规则阴道出血，外院急诊行宫腔镜下子宫病损切除术，术后病理回报子宫内膜腺癌，低分化，盆腔 MRI 提示内膜癌（ⅠA 期）可能，故诊断子宫内膜腺癌（ⅠA 期？）。患者 2 个月前于外院查 B 超提示右附件区低回声 30 mm × 28 mm，3 周前查 CA199 120.8 U/mL，CA125 40.0 U/mL，2 周前外院盆腔 MRI 提示双侧附件区囊实性占位（大小分别约 54 mm × 67 mm × 56 mm、54 mm × 42 mm × 62 mm），考虑卵巢交界性囊腺瘤可能，不排除囊腺癌，入院 B 超提示子宫周围可见囊实性肿物，大小约 166 mm × 70 mm，其间见多发厚壁分隔及乳头样结构，实性部位可见多发动脉血流信号，盆腔包块增长快，肿瘤标志物高，故考虑卵巢恶性肿瘤可能性大。患者 3 周前于外院发现乙肝大三阳，ALT 78 U/L，AST 71 U/L，HBV DNA 2.26×10^7 IU/mL，故诊断为慢性乙型肝炎。患者既往剖宫产 1 次，故诊断瘢痕子宫（剖宫产史）。

【治疗经过】

入院后立即保肝。拟行抗 HBV 治疗。完善检查，结合病史、查体及辅助检查，患者目前诊断子宫内膜样腺癌，卵巢恶性肿瘤不除外，手术指征明确，限期手术。手术目的为切除肿瘤、病理明确诊断、手术 – 病理分期、指导后续辅助治疗。入院第 2 天行剖腹探查术，术中切除全子宫及双侧附件送冰冻病理，提示（左侧附件）卵巢腺癌，（全子宫）子宫内膜腺癌，（右侧附件）腺癌。遂决定行卵巢癌肿瘤细胞减灭术（筋膜外全子宫切除术、双侧附件切除术、盆腔淋巴结切除术、腹主动脉旁淋巴结切除术、大网膜切除术、阑尾切除术和肠系膜淋巴结切除术）、盆腹腔粘连松解术、腹腔热灌注化疗。手术顺利。术后恢复饮食后立即口服恩替卡韦抗病毒治疗。术中、术后腹腔热灌注化疗（顺铂 60 mg），术后第 3 天复查 CA199 159.4 U/mL，CA125 22.1 U/mL。

术后病理回报：（左侧附件）卵巢组织中可见肿瘤细胞弥漫浸润，大部分呈乳头状浆液性腺癌（＞ 90%），小部分为恶性 Brenner 瘤 / 移行细胞癌（＜ 10%），考虑为卵巢恶性上皮性肿瘤 – 高级别浆液性癌；（全子宫）子宫体可见肿瘤细胞浸润，绝大部分呈乳头状结构（＞ 90%），小部分呈实性巢状（＜ 10%），考虑为恶性上皮性肿瘤 – 高级别浆液性癌，浸润深度＜ 1/2 肌壁，可见脉管癌栓，未见神经侵犯，左侧宫角及左宫旁可见癌组织，右侧宫角及右宫旁未见癌；（右侧附件）卵巢及输卵管组织内可见肿瘤细胞浸润，大部分为浆液性癌（约占 90%），部分呈鳞状细胞癌分化（约占 5%），部分呈肉瘤样分化（约占 5%），考虑为恶性肿瘤 – 高级别浆液性癌；（左侧盆腔淋巴结）淋巴结 8 枚，可见癌转移（2/8）；（右侧盆腔淋巴结）淋巴结 15 枚，未见癌转移（0/15）；（腹主动脉旁淋巴结）淋巴结 7 枚，未见癌转移（0/7）;（大网膜）淋巴结 2 枚，未见癌转移（0/2）;（阑尾）阑尾组织，未见肿瘤;（肠系膜淋巴结）癌结节 1 枚（大小 3 cm×2 cm×2 cm）。根据 FIGO 的手术病理分期，符合卵巢癌Ⅲ C 期。

出院诊断：卵巢上皮浆液性细胞癌（Ⅲ C 期）、子宫内膜腺癌、卵巢癌腹腔热灌注化疗后、瘢痕子宫（剖宫产史）、慢性乙型肝炎。

术后第 34 天，拟开始化疗。化疗前 WBC $5.61×10^9$/L，Hb 125 g/L，PLT $233×10^9$/L；ALT 30 U/L，AST 28 U/L；HBV DNA $1.82×10^6$ IU/mL；CA199 26.1 U/mL，CA125 15.8 U/mL。方案为紫杉醇 175 mg/m^2（210 mg），卡铂 AUC-5（500 mg）间隔 21 天，共行 6 个疗程 TC。第四个疗程前复查 CA199 70.3 U/mL，CA125 37.5 U/mL，于第四、第五个疗程加用贝伐珠单抗 7.5 mg/kg 治疗。监测患者血压最高达 160/100 mmHg，尿蛋白（＋），故停用贝伐珠单抗。末次化疗后复查 ALT 27 U/L，AST 25 U/L，HBV DNA $2.41×10^4$ IU/mL，CA199 15.3 U/mL，CA125 8.6 U/mL。建议患者化疗后可行贝伐珠单抗或靶向维持治疗，患者因经济原因拒绝。

【随访】

患者现术后 1 年余，定期复查无特殊，肿瘤标志物均正常，妇科超声未见异常包块，盆腹腔 CT 未见异常强化影。

病例分析

该病例是很典型的一例卵巢上皮浆液性细胞癌，卵巢癌的起病很隐匿，早期多无症状，部分患者表现为腹胀，甚至腹部肿物或恶病质。该患者以阴道流血为首发症状，外院宫腔肿物病理为子宫内

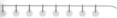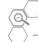

首都医科大学附属北京地坛医院
妇产科相关感染性疾病 **病例精解**

中国医学临床百家

膜样癌，结合影像学考虑双癌或转移癌不除外。有研究显示双癌或转移癌两种情况的预后无统计学差异，淋巴结转移为总预后的独立危险因素。结合恶性肿瘤治疗原则，根据 NCCN 指南及专家共识，该患者面临的是卵巢恶性肿瘤的综合治疗，包括手术、术后化疗及靶向维持。该患者是一位慢性乙型肝炎患者，这为肿瘤的综合治疗增加了风险和挑战，甚至有学者形容"慢性 HBV 感染是肿瘤患者头顶的乌云"，该患者入院后立即给予抗病毒治疗。

卵巢高级别浆液性囊腺癌的初始治疗为综合治疗，包括手术、化疗、靶向维持，足量、按期、足疗程化疗尤为重要。该患者术中 – 术后均行腹腔热灌注化疗，术后给予了足疗程、足量、按期化疗 6 个疗程，于第三、第四个疗程加用贝伐珠单抗，但患者出现蛋白尿，与患者沟通后停用贝伐珠单抗。贝伐珠单抗联合化疗及化疗后维持治疗可改善患者预后，但不良反应可能干扰治疗，该患者一线化疗方案顺利，化疗后评估完全缓解（complete response，CR）。根据 NCCN 指南，Ⅱ期以上卵巢恶性肿瘤化疗后可根据基因检测结果继续靶向维持治疗。建议该患者基因检测，可靶向维持治疗，患者从经济方面考虑，未行后续治疗，目前随访中。

该患者病毒载量高，转氨酶升高，处于慢性乙型肝炎阶段，增加了卵巢肿瘤综合治疗各阶段的难度。我科经验是专科治疗前综合评估慢性乙型肝炎感染阶段，尽早使用抗病毒治疗，动态了解慢性乙型肝炎病情。重点注意围手术期用药、出血等问题；化疗过程中关注化疗药物不良反应（抑制免疫作用、出现慢性乙型肝炎的再激活，严重者甚至会影响治疗等问题）。

168

伊诺、刘军病例点评

对于需要手术治疗的有慢性 HBV 感染病史的患者，除了考虑普通患者的术前常规检查外，还需要关注以下问题：患者处于 HBV 感染发展的哪一个阶段，需要进一步追问患者病史、行乙肝五项定性、定量检测，以及凝血常规检测、肝脏弹力图、肝胆超声、MRI、门静脉和脾脏检查，必要时行胃镜检查了解食管静脉曲张程度等。对于卵巢恶性肿瘤需要手术患者，其面临的是手术范围大、时间长，甚至存在腹部脏器（包括大网膜、肠道、肝脏、脾脏、腹部淋巴结切除）等多脏器手术的可能。慢性 HBV 感染患者围手术期用药增加肝脏负担；乙肝肝硬化患者凝血异常，围手术期出血风险增加；慢性 HBV 感染患者手术应激（手术应激性胃炎、消化道出血等）往往面临更大的挑战。因此术前充分评估，围术期抗病毒、保肝药物的应用，术中、术后出血的评估，应激性消化道出血的预测等均有利于保证患者平稳度过围手术时期。在不影响卵巢肿瘤手术治疗的同时，慢性 HBV 感染处于一个平稳状态十分重要。

病毒复制和宿主免疫反应之间的相互作用在 HBV 感染的自然过程中起着重要作用。化疗药物的免疫抑制作用，使得病毒复制和免疫反应失衡、慢性 HBV 感染再激活，这是一种危及生命的并发症。有文献报道，实体肿瘤接受辅助化疗的 HBsAg 阳性患者尽早使用抗病毒治疗，与在肝酶升高时接受抗病毒治疗的患者相比，化疗期间肝功能不全的严重程度和肝炎发作的发生率明显降低。几项前瞻性随机对照试验和系统分析表明，预防性抗病毒治疗（主要涉及拉米夫定、恩替卡韦或替诺福韦）可显著降低慢性 HBV 感染化疗过程中

笔记

的再激活。因为抗病毒治疗对肝脏损伤的影响不是即时的，因此当化疗患者检测到 HBV 感染时，不管检测到 HBV 病毒量是多少，不管是否存在肝功能异常，均应尽快开始抗病毒治疗。预防性抗病毒治疗的时间目前存在争议，大量的调查和 Meta 分析显示，约 1/3 的 HBV 感染再激活发生于化疗结束后 6 个月，因此建议用药时间为 12 个月，但也有专家建议用药时间根据基础 HBV DNA 数值决定，这有待于进一步研究证明。

【参考文献】

1. TERRAULT N A, LOK A S F, MCMAHON B J, et al. Update on prevention, diagnosis, and treatment of chronic hepatitis B: AASLD 2018 hepatitis B guidance: Hepatology, 2018, 67 (4): 1560-1599.

2. LIU Z, JIANG L, LIANG G, et al. Hepatitis B virus reactivation in breast cancer patients undergoing chemotherapy: a review and meta-analysis of prophylaxis management. J Viral Hepat, 2017, 24 (7): 561-572.

（蒋红丽　张双丽　整理）

病例 27 尖锐湿疣、梅毒合并中期妊娠引产

病历摘要

【基本信息】

患者，女性，18岁，主因"停经19⁺周，要求终止妊娠"入院。

现病史：患者平素月经规律，5～6/30天，LMP具体不详。入院前4个月于外地医院行麻醉镇痛下人工流产术，术后性生活未避孕，未恢复月经来潮。入院前3个月余开始出现恶心、呕吐等早孕反应。12天前超声提示宫内孕18周，方发现怀孕。患者因计划外妊娠要求终止妊娠入院。入院前5个月体检发现TPPA阳性，TRUST 1：64，无症状，就诊于外院皮肤科给予青霉素正规治疗一疗程。入院前1个月复查TRUST 1：2。入院前3个月诊断尖锐湿疣，外地医院行光动力治疗，1周前于我院皮肤科微波治疗。

既往史：否认高血压、冠心病、糖尿病病史，否认其他传染病病史，否认药物、食物过敏史，否认外伤史。

个人史：长居外省，未到过疫区，否认冶游史，无烟酒嗜好。

月经/婚育史：未婚，有性生活。平素月经规律，5～6/30天，孕1产0，麻醉镇痛下人工流产术1次，术后未避孕，未恢复月经来潮。

【体格检查】

体温36.5℃，脉搏80次/分，血压104/75 mmHg。心律齐，双肺未闻及干湿啰音，腹软，无压痛，双下肢无水肿。

专科查体：外阴散在少许疣状赘生物，治疗创面新鲜；阴道通畅，两侧阴道壁多个乳头状突起，最大直径约 1 cm，分泌物量多，无明显异味；宫颈光滑，子宫增大符合孕 19 周；双侧附件区未及明显异常；宫高位于脐下一指，胎心 140 次 / 分。

【辅助检查】

入院前 2 个月余外院宫颈 TCT 未见明显异常。入院前 12 天外院妇科超声：于增大的子宫内可见一胎儿结构，胎儿双顶径 4.2 cm，头围 13.5 cm，腹围 12 cm，股骨长约 2.5 cm，可见原始胎心管搏动。提示宫内孕单活胎，超声孕周约孕 18 周。入院后 1 天阴道分泌物：清洁度 Ⅱ 度，未见滴虫，未见霉菌。血常规、尿常规、凝血功能、肝肾功能结果正常。免疫八项：梅毒 TPPA 阳性，TRUST 1 ：2，余无异常。血型：B 型，Rh 阳性。胸部 X 线、心电图结果均未见异常。产科超声：宫内单胎，双顶径 4.8 cm，头围 17.2 cm，腹围 15.5 cm，股骨长约 2.9 cm，胎心率 153 次 / 分，羊水深度 6.2 cm，胎盘位于后壁，下缘距宫颈内口大于 5 cm。提示宫内孕单活胎，超声孕周约孕 20^{+2} 周。

【诊断及诊断依据】

入院诊断：孕 2 产 0（宫内孕 19^+ 周、要求引产）、妊娠合并尖锐湿疣、妊娠合并梅毒。

诊断依据：根据患者既往孕产史、月经情况，结合查体及超声检查结果，核对孕周无误。患者要求终止妊娠，诊断为孕 2 产 0、宫内孕 19^+ 周、要求引产。入院前 3 个月已于外地医院诊断为尖锐湿疣，外地医院行光动力治疗，1 周前于我院皮肤科微波治疗，结合入院查体可见外阴及阴道赘生物情况，诊断妊娠合并尖锐湿疣。患者入院前 5 个月体检发现 TPPA 阳性，TRUST 1 ：64，无症状，就诊于外院皮肤科，青霉素正规治疗一疗程，入院前 1 个月复查 TRUST 1 ∶ 2，诊断为妊娠合并梅毒。

【治疗经过】

患者入院后完善检查，组织妇产科专家团队讨论评估病情。患者因年轻未婚要求引产，目前孕周较大，急需尽快终止妊娠，外阴尖锐湿疣不阻挡产道，无绝对引产禁忌，且分娩后对后续尖锐湿疣治疗有益，拟行乳酸依沙吖啶羊膜腔内注射中期引产。向患者及监护人强调患者分娩过程中产道尖锐湿疣易发生软产道裂伤出血，患者及家属表示理解并签署知情同意书。入院第 1 天行乳酸依沙吖啶羊膜腔穿刺注药，过程顺利。入院第 3 天晨起开始，患者出现下腹坠胀感，轻度腹痛，给予间苯三酚 80 mg 软化宫颈。入院第 4 天患者宫缩 1 小时 / 次，强度弱，少量阴道出血，此时乳酸依沙吖啶引产已 72 小时未临产，考虑乳酸依沙吖啶引产失败。向患者及家属交代病情，可以再穿刺一次，若再次失败，建议改用其他方法引产。经与患者及家属交代病情，患者要求应用其他药物引产，故排除禁忌证后给予米索前列醇药物引产。15 ∶ 00 给予米索前列醇 0.4 mg 口服。入院第 5 天 9 ∶ 00 患者不规律宫缩，给予催产素加强宫缩。10 ∶ 35 胎儿娩出，胎盘娩出完整，胎膜缺失 3/4，阴道出血少，患者及家属拒绝清宫，要求观察。术后给予回奶、预防感染、促宫缩药物治疗。入院第 7 天复查超声：子宫前位，大小 80 mm × 85 mm × 70 mm，轮廓清楚，子宫肌层回声不均，宫腔内可见中高回声，厚 23 mm，局部见少许血流信号，宫腔呈 Y 形；双侧附件区未见明显异常。提示：产后子宫；宫腔内异常回声，请结合临床；不全纵隔子宫？考虑宫腔残留，建议行清宫术。入院第 8 天在静脉麻醉下行清宫术，手术过程顺利，阴道出血少。次日出院。

【随访】

术后 1 个月门诊复查患者恢复好，月经恢复，再次予以避孕指导并嘱患者于皮肤科就诊继续治疗尖锐湿疣。

 病例分析

1. 病例特点

（1）该患者为年轻育龄未婚女性，本次确定妊娠前 1 个月左右曾行人工流产术，术后未复查流产后的恢复情况，末次月经时间不确定，本次妊娠超声孕周与末次月经推算孕周不相符，与按照人工流产术前的末次月经推算孕周更相近，故本次妊娠为术后再次妊娠或人工流产失败继续妊娠不能明确，从而增加了本次妊娠引产的复杂性和风险性。

（2）患者合并两种传染性疾病，生殖器尖锐湿疣和潜伏期梅毒，经治疗后 TRUST 滴度降至低水平，但是生殖器尖锐湿疣病灶仍较多。

2. 终止妊娠指征

（1）患者为未婚女性，要求终止妊娠，有引产适应证，无引产禁忌证。

（2）患者尖锐湿疣多次治疗效果欠佳，考虑与妊娠相关，妊娠可加重尖锐湿疣病情，终止妊娠有利于尖锐湿疣病灶缩小和去除，故予以行中期引产术。

3. 中期引产方法的选择

孕 14 ～ 27 周内终止妊娠的方法包括羊膜腔内注射乳酸依沙吖啶引产术、水囊引产术、剖宫取胚术、药物引产。该患者孕 19^+ 周，无乳酸依沙吖啶引产禁忌证，故首选羊膜腔内注射乳酸依沙吖啶引产术。术后 72 小时，胎儿未娩出，伴弱宫缩，考虑乳酸依沙吖啶引产失败，经与患者及家属沟通，改为给予米索前列醇口服，并静脉滴注缩宫素促进宫缩，之后胎儿娩出，胎膜残留 3/4，超过 1/2，遂给予清宫。

4. 引产术中和清宫术中注意事项

（1）患者阴道壁多处尖锐湿疣病灶，且经过多次物理治疗，阴道壁黏膜完整性受到破坏，在分娩和清宫术操作过程中，有阴道黏膜撕裂出血的风险，故术中应该轻柔操作，术后及时仔细检查产道有无损伤，术后做好预防感染和局部清洁护理。

（2）尖锐湿疣为人类乳头瘤病毒感染导致，性接触为主要传染途径，但是也可以间接接触传染，故手术者应做好皮肤黏膜防护，避免医源性感染。

5. 术后继续治疗

（1）尖锐湿疣的治愈标准是疣体消失，患者术后仍存在疣体，故继续皮肤科就诊治疗。

（2）清宫术有损伤子宫内膜基底层、宫腔粘连、月经量减少、妊娠组织残留、感染等风险，术后 1 个月需要复查，患者门诊复查，术后恢复好，月经恢复正常。

伊诺、刘军病例点评

　　本病例为妊娠期合并外生殖道尖锐湿疣的患者，尖锐湿疣病灶增加了手术风险和操作难度，妊娠期导致尖锐湿疣病灶治疗效果欠佳，两者存在不利的交互作用，且孕周增大引产风险亦增加，故权衡利弊后，先行终止妊娠，术后继续治疗尖锐湿疣，处理合理。

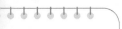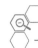

因妊娠后免疫功能降低，尖锐湿疣容易复发并且发展迅速。该患者发现妊娠后，于我院就诊要求终止妊娠。我科给予终止妊娠，术前、术中采取了防止外阴尖锐湿疣继发感染及外损伤措施。生殖器尖锐湿疣与低危型 HPV 6、HPV 11 型感染相关，其主要传播途径为性交。该患者同时合并的梅毒也可通过性交传播，因此该患者流产后关怀需强调避免无保护性性生活，建议采取工具避孕。

【参考文献】

1. 中华医学会皮肤性病学分会，中国医师协会皮肤科医师分会，中国康复医学会皮肤性病委员会.中国尖锐湿疣临床诊疗指南（2021 完整版）.中国皮肤性病学杂志，2021，35（4）：359-374.

2. 福建省海峡两岸精准医学协会 HPV 感染疾病专业委员会.HPV 感染疾病相关问题专家共识（2017）.医学研究生学报，2017，30（12）：1238-1241.

（丛集美　周明书　整理）

病例 28 布鲁杆菌病合并盆腔肿物

病历摘要

【基本信息】

患者，女性，42 岁，主因"发现盆腔肿物 4 个月，月经紊乱 3 个月"入院。

现病史：患者平素月经欠规律，6 ～ 7 / 25 ～ 35 天，量中，无痛经，有血块。前次月经 2020 年 4 月 20 日，量色同前，后连续 3 个月无月经来潮，末次月经 2020 年 8 月 7 日，行经 10 天，月经量较前略少。4 个月前于休息时触及下腹部肿块，质硬，与周围组织边界清晰。活动可，后就诊于当地医院行超声提示盆腔包块，直径约 12 cm（未见报告，具体不详），建议手术。后因发热，布鲁杆菌病转诊至我院药物治疗有效，现病情稳定，今为求手术治疗转入我科，患者近来无头晕，偶有乏力，无胸闷、胸痛、气短，无腹痛，偶感腹胀，无阴道流血。纳差，睡眠可，小便正常，近 3 个月大便不成形。近 4 个月体重减轻 5 kg。

既往史：平素健康状况良好，否认高血压、冠心病、糖尿病病史，否认其他传染病病史，否认药物、食物过敏史，否认手术、外伤、输血史。

个人史：生于原籍，求医来京，文化程度初中，无业，无吸烟、饮酒等不良嗜好。有母羊怀孕、生产接触史。居住村中有布鲁杆菌病患者。

月经/婚育史：患者平时月经欠规律，6 ～ 7 /25 ～ 35 天，月经

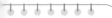

量中，无痛经，已婚，孕 2 产 2，足月自娩 2 次。

【体格检查】

体温 36.5℃、脉搏 80 次 / 分、呼吸 20 次 / 分、血压 111/84 mmHg，双肺呼吸音清，心率 80 次 / 分，律齐，未闻及杂音，腹部膨隆，可触及巨大包块，包块上界达脐平，下界深入盆腔不可触及，两侧达锁骨中线外侧约 1 cm，包块质中，表面光滑，活动好，与周围组织界线清晰，全腹无压痛、反跳痛及肌紧张，肝脾触诊不清，肠鸣音不清晰，双下肢无水肿。

专科检查：外阴已婚经产型，阴道通畅，宫颈肥大，前唇增生，质中，无糜烂，无接触性出血，无举摆痛。子宫受盆腔肿物影响触诊不清，盆腔可触及一直径约 15 cm 大小肿物，左侧固定，右侧活动尚可，张力大，边界尚清晰，表面欠光滑，与周围组织关系密切，轻压痛。附件触诊不清。

【辅助检查】

血型：O 型、Rh（+），血常规、凝血功能、肝功能、肾功能、肿瘤标志物、尿常规无明显异常。

妇科超声：子宫前位，形态正常，大小 40 mm×44 mm×35 mm，轮廓清楚，子宫肌层回声均匀，子宫前上方盆腔内可及无回声包块，大小 149 mm×120 mm，内透声差，充满细密光点，内可见厚壁分隔，隔上可见动静脉血流信号，RI 值 0.41，子宫内膜清晰，厚 7 mm，内可及节育器回声，位置居中；左侧卵巢显示不清，右侧卵巢大小 26 mm×17 mm。提示：盆腔内囊性包块性质可疑，请结合其他检查，宫内节育器。盆腔增强 MRI 可见一巨大不规则囊性灶，大小约 13.0 cm×10.6 cm×16.5 cm，边界清，内部信号混杂，囊灶后部可见类圆形 T$_2$WI 稍高信号，DMI 呈明显高信号，T$_1$WI 为等信号，增强扫描未见明确强化，囊灶壁增厚，囊壁及分隔可见均匀高强化；囊灶偏右侧可见一类圆形 T_1WI 高信号灶，T_2WI 为低信号，未见明确强化。右侧附件区可见一小囊性灶，边界较清，T_2WI 为高信号，未见强化，左侧卵巢未见明确显示。子宫腔内见 T_2WI 明显低信号影，宫颈管可见一小囊性灶，边界清，不强化。盆腔见少量积液。提示：盆腔巨大混杂囊性灶，考虑左附件来源巧克力囊肿可能性大，建议超声检查；右附件囊性灶，卵泡可能性大，必要时复查；子宫腔内节育器、宫颈纳囊；盆腔少量积液。

【诊断及诊断依据】

诊断：盆腔肿物、宫内节育器术后、布鲁杆菌病（波状热）、轻度贫血。

诊断依据：患者为中年女性，发现盆腔肿物 4 个月，月经紊乱 3 个月，查体盆腔可触及一直径约 15 cm 大小肿物，左侧固定，右侧活动尚可，张力大，边界尚清晰，表面欠光滑，与周围组织关系密切，轻压痛；盆腔增强 MRI 示 -B 盆腔可见一巨大不规则囊性灶，大小约 13.0 cm × 10.6 cm × 16.5 cm，边界清；妇科超声提示盆腔内囊性巨块性质可疑，故诊断盆腔肿物明确。妇科超声提示可及节育器回声，位置居中，故诊断宫内节育器术后明确。患者有母羊怀孕、生产接触史，居住村中有布鲁杆菌病患者，以反复发热为主要表现，初始为低热，体温约为 37 ℃，后体温逐渐升高，体温最高 39.5 ℃，无寒战，无汗，无头痛，3 个月前就诊于当地医院，抗布鲁杆菌病治疗后体温可下降。之后反复发热，多次就诊，体温控制不理想，查虎红平板凝集试验阳性，目前考虑布鲁杆菌病（波状热）诊断成立。血常规提示 Hb 98 g/L，故诊断轻度贫血。

【鉴别诊断】

（1）卵巢恶性肿瘤：此病早期无症状，妇科检查发现附件区包块界线不清，活动差，B超提示盆腔肿物，血流丰富，肿瘤标志物可升高。该患者盆腔包块界线清楚，活动度好，肿瘤标志物均正常，卵巢良性肿瘤可能性大。

（2）卵巢瘤样病变：常见滤泡囊肿和黄体囊肿，一般为单侧，直径小于5 cm，动态观察可自行消失，该患者与此不符。

（3）子宫肌瘤：有时浆膜下肌瘤和肌瘤变性不易与卵巢肿瘤区别，子宫肌瘤应与子宫相连，常伴有月经异常，妇检质地较硬，一般无腹痛症状，一般肿瘤标志物不升高，故不诊断此病。

【治疗经过】

住院后完善术前检查，进行科内术前讨论，患者为中年女性，现盆腔肿物考虑左附件来源可能性大，肿物性质待定，平卧时可自行触及腹部包块，近3个月排便不成形，可行手术治疗。手术方式可通过开腹或腹腔镜手术，开腹手术腹部切口较大，切口有感染延期愈合可能；盆腔肿物较大，如行腹腔镜手术则手术操作空间较小，增加出血、副损伤等风险。另患者超声提示子宫内膜清晰，厚7 mm，内可及节育器回声，位置居中，内膜较厚，拟行诊刮术明确内膜病变性质后处理盆腔肿物。诊刮病理提示子宫颈管内膜少许子宫内膜及宫颈内膜黏膜组织呈慢性炎症，并见黏液及炎性渗出。（子宫内膜）增殖期子宫内膜，局灶腺体呈不规则增殖，并见少量宫颈内膜组织、出血及炎性渗出。再次拟定手术时间，准备行剖腹探查术＋左侧附件切除术，术中探查子宫正常大小，表面光满，与周围组织无粘连，左侧卵巢可见大小约10 cm囊性肿物，表面光滑呈白色，可见血管，形态规则，与周围组织无粘连，左侧输卵管未见异常，右附件无异常。于囊性包块囊壁薄弱处穿刺，内为脓性液体，取脓液 120 mL 送检培养及细胞学检查，遂行左侧附件切除术，手术顺利，术中出血 10 mL。术后病理回报（患侧卵巢及输卵管）良性囊肿，局灶内衬少量黏液性上皮，大部分内皮脱失，囊壁内大量淋巴细胞、浆细胞浸润，考虑为黏液性囊肿伴感染性病变，特殊染色未见明确特异性病原体，请结合临床综合诊断；输卵管未见显著病变；另见皮样囊肿。特殊染色结果：Giemsa（－），抗酸（－），PAS（－）。分子 PCR 结果：布鲁杆菌荧光定量 PCR（－）。术中所见如图 28-1 所示。

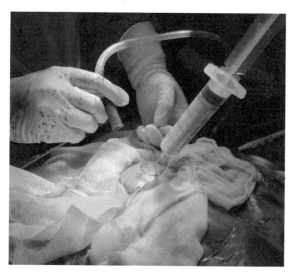

图 28-1　术中所见

【随访】

术后伤口愈合良好，现患者恢复良好。

病例分析

盆腔肿物的发生和病理学特性随着年龄而变化，在青春期前的女孩，多数盆腔肿物来自卵巢，这个时期卵巢生长活跃，卵巢肿物通常属于功能性的，而非肿瘤性质。在肿瘤病变中，多数为良性生殖细胞肿瘤，尤其是成熟性囊性畸胎瘤（皮样囊肿）。儿童和青少年的恶性卵巢肿瘤并不常见，这个年龄段的患者仅占卵巢恶性肿瘤患者的 1.2%。在儿童和青少年中，多数卵巢恶性肿瘤来源于生殖细胞，发病率随年龄增长而增加。

在青少年中，卵巢疾病的发生率和类型一般与青春期前的女孩相同。然而，随着生育功能的日趋成熟，青春期盆腔肿物也可能包括子宫腺肌瘤、盆腔炎性疾病后遗症及妊娠。

在成年女性中，盆腔肿物需要鉴别诊断，其中宫内妊娠、功能性卵巢囊肿和子宫平滑肌瘤最常见，子宫腺肌瘤、成熟性囊性畸胎瘤、急性或慢性输卵管脓肿和异位妊娠也需甄别。大多数盆腔肿物在这个年龄组是良性的，但随着年龄增长，其恶性率增加。

绝经后女性生殖生理功能终止，造成盆腔肿物的疾病也相应改变，其中单纯卵巢囊肿和子宫平滑肌瘤仍然常见，绝经通常会导致平滑肌瘤缩小，但子宫增大可能持续存在。恶性肿瘤在绝经后更为常见，卵巢癌占所有女性新发癌症的近 3%。子宫肿瘤，包括腺癌和肉瘤，都会导致子宫增大。

本例患者为绝经期女性，发现盆腔肿物 4 个月，月经紊乱 3 个月，查体盆腔可触及一直径约 15 cm 大小肿物，左侧固定，右侧活动尚可，张力大，边界尚清晰，表面欠光滑，与周围组织关系密切，轻压痛。盆腔增强 MRI-B 示盆腔可见一巨大不规则囊性灶，大小约 13.0 cm × 10.6 cm × 16.5 cm，边界清。术前评估良性可能性大，因子宫内膜较厚，先行诊断性刮宫明确内膜性质，再行探查盆腔肿物，符合诊疗常规。术后病理证实为卵巢良性肿物，术中所见肿物与感染相关。

布鲁杆菌病，简称布病，也称"波状热"，是布鲁杆菌感染引起的一种人畜共患传染病，属自然疫源性疾病，感染人及牛、羊、猪、犬等动物。潜伏期一般为1～3周，平均为2周。部分病例潜伏期更长。临床上主要表现为病情轻重不一的发热、多汗、关节痛和肝、脾、淋巴结肿大等。该病是我国《传染病防治法》规定的乙类传染病，可造成严重的健康和社会经济损失。

布鲁杆菌病的传染源主要是动物食品，即羊、牛和猪等，其他动物如犬、麋鹿、骆驼、马等也可成为传染源。细菌可在哺乳动物生殖道黏膜细胞上生长，因此容易出现流产、死胎，其阴道分泌物特别具有传染性。患者的血液及组织器官也是潜在的传染源。该病亦可通过与病畜密切接触传播。病畜的排泄物或分泌物污染环境后，细菌也可经消化道、体表直接接触和呼吸道传播至人。而在城市中最主要的传播途径是食用病畜的乳制品或肉制品。人与人间水平传播罕见。人群对布鲁杆菌普遍易感。

治疗原则为早期、联合、足量、足疗程用药，必要时延长疗程，以防止复发及慢性化。治疗过程中注意监测血常规、肝肾功能等。无合并症的非复杂性感染（成人及8岁以上儿童）者首选多西环素（6周）＋庆大霉素（1周）、多西环素（6周）＋链霉素（2～3周）或多西环素（6周）＋利福平（6周）。若不能耐受，亦可采取二线方案。慢性期感染可治疗2～3个疗程。该患者转入我科手术前，已于我院感染科进行系统规范治疗，转入我科时，已无发热、多汗等症状，且血常规、血沉等各项化验指标均为正常，为手术排除了禁忌。

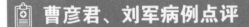

曹彦君、刘军病例点评

该病例治疗成功的关键是术前对囊肿性质的鉴别，根据病史及辅助检查术前不能排除布鲁杆菌病相关脓肿，也不能排除恶性可能，故做好术前准备，选择开腹手术，有利于术中做好无瘤原则和防止污染全腹腔的原则。

该病例治疗方法选择合理且治疗效果良好。另外，该病例术前进行了规范的布鲁杆菌感染治疗，这也是治疗成功的关键。

【参考文献】

1. BROWN M F, HEBRA A, MCGEEHIN K, et al. Ovarian masses in children: a review of 91 cases of malignant and benign masses. J Pediatr Surg, 1993, 28（7）: 930-933.

2. MAIS V, AJOSSA S, PIRAS B, et al. Treatment of nonendometriotic benign adnexal cysts: a randomized comparison of laparoscopy and laparotomy. Obstet Gynecol, 1995, 86（5）: 770-774.

3. YUEN P M, YU K M, YIP S K, et al. A randomized prospective study of laparoscopy and laparotomy in the management of benign ovarian masses. Am J Obstet Gynecol, 1997, 177（1）: 109-114.

（孙宇佳　刘华放　整理）

病例 29 李斯特菌感染致胎死宫内

病历摘要

【基本信息】

患者，女性，35 岁，主因"停经 23 周，发热 36$^+$ 小时"急诊入院。

现病史：患者平素月经欠规律，4～5 / 30～40 天，LMP 2018 年 6 月 15 日。停经无明显早孕反应，停经 40$^+$ 天查尿 hCG 阳性。孕早期无腹痛、阴道流血，无发热、皮疹及用药，无放射性物质接触史。停经 6$^+$ 周行 B 超检查提示宫内孕，超声孕周 6 周，核对孕周无误。孕 12$^+$ 周于外院 A 建档正规孕检，孕 16$^+$ 周拒绝行羊水穿刺，行无创 DNA 检查提示低风险，孕 18$^+$ 周自觉胎动。孕 20$^+$ 周胎儿筛查建议行胎儿超声心动图检查（未查）。3 天前自觉胎动次数减少，未检查。入院前 1 天凌晨 4 时无诱因出现发热，体温 38.4 ℃，未用药，19 时体温达 39 ℃，患者无腹痛，无阴道流血、流液，无头晕、恶心、呕吐，无咳嗽、咳痰，无尿频、尿急、尿痛、腹泻等不适，就诊于外院 B，对乙酰氨基酚片 650 mg 口服退热，超声未闻及胎心，转入产检医院住院治疗，B 超检查示中孕，头位，胎死宫内，超声孕周 24^{+2} 周，胎儿腹水。23 时给予患者头孢曲松钠 2.0 g 及甲硝唑 200 mL 联合静脉滴注，体温最高达 40 ℃，予以应用吲哚美辛栓 35 mg 肛门给药退热、对乙酰氨基酚片 650 mg 口服退热，间隔 12 小时再次应用头孢曲松钠 2.0 g 静脉滴注，患者体温无明显下降，转诊至我院进一步治疗。患者目前体温 38.7 ℃，寒战，感头晕，无腹痛，无阴道流血、流液，无咳嗽、咳痰，无尿急、尿痛，无腹泻、便秘等

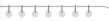

不适，可少量进食水。

既往史：患者否认传染病病史，中学时期因双侧乳腺纤维瘤行手术剥除，否认其他重大疾病史。否认外伤史，否认输血史，否认药物过敏史。2017 年面部局部注射玻尿酸、肉毒杆菌针剂。

个人史：生于原籍，未到过疫区，无烟酒嗜好。否认流行病学史。

月经/婚育史：平素月经欠规律，4～5/30～40 天，月经量中，无痛经，末次月经 2018 年 6 月 15 日。孕 3 产 0。

【体格检查】

体温 38.7℃，脉搏 100 次/分，呼吸 22 次/分，血压 112/84 mmHg。心肺查体未见异常。腹部软，无压痛及反跳痛，无肌紧张，无移动性浊音。宫底脐上 1 指，腹围 89 cm，未触及宫缩，未闻及胎心。肝肋下、剑下未及，Murphy 征（－）。

专科查体：外阴已婚未产型。阴道通畅，无畸形，黏膜淡红色，分泌物量中、无异味。宫颈居中，质中，宫口未开未消。子宫增大，宫底脐上 1 指，未触及宫缩，未闻及胎心。宫体无压痛。

【辅助检查】

外院宫颈涂片：阴道清洁度 Ⅰ 度，滴虫阴性，霉菌阴性。血型：O 型，Rh（＋）。血常规：WBC 23.55×10^9/L，NE% 92%。肝功能及肾功能均无异常。HBsAg 阴性，尿常规：酮体（++++）。CRP 168 mg/L，PCT 0.26 ng/mL，甲型流感抗原阴性，乙型流感抗原阴性，不规则抗体筛查阴性。复查全血细胞分析示 WBC 21.69×10^9/L，NE% 90.24%，Hb 119.00 g/L，PLT 151.00×10^9/L。电解质、肾功能、血糖基本正常。肝功能示 ALT 18.1 U/L，AST 20.3 U/L，TBIL 12.0 μmol/L。凝血组合示 PT 12.60 s，Fb 718.00 mg/dL，FDP 44.46 μg/mL，PTA 81.00%，INR 1.16，APTT 27.50 s，DD 7.65 mg/L。尿 KET 2.5 mmol/L。降钙素原

检测示 PCT 41.25 ng/mL。心肌酶谱 HBDH 215 U/L，CRP 412 mg/L，LDH 239.5 U/L。

B 超（彩超）：入院第 2 天超声示中孕，头位，胎死宫内（超声孕周 24^{+2} 周），胎儿腹水。ECG：窦性心律过速。

【诊断及诊断依据】

诊断：高热原因待查、感染原因待查、胎死宫内、孕 4 产 0、孕 23$^+$ 周、头位。

诊断依据：患者发热体温最高达 40 ℃，高热，寒战，感染指标升高，未见明显感染病灶，故暂诊断高热原因待查、感染原因待查。患者产科查体无胎动，听诊未闻及胎心，B 超提示胎死宫内，故胎死宫内诊断明确。孕 4 产 0、孕 23$^+$ 周、头位：患者平素月经前规律，据末次月经、早孕反应、胎动开始时间、宫高和腹围、早孕期 B 超结果，核对孕周为孕 23$^+$ 周。

【治疗经过】

密切监测患者生命体征及一般情况，积极完善各项检查，请感染科会诊，行全院多学科病例讨论，寻找病因，积极抗感染治疗，尽快终止妊娠。感染二科会诊意见：①急查血培养（需氧＋厌氧）、血气分析、乳酸、尿常规、尿培养等，完善床旁肝胆胰脾肾、腹水、下肢血管、子宫附件超声，超声心动图、胸部 CT 平扫；②动态监测血压、心肌酶谱、降钙素原、乳酸、肝肾功能、凝血功能；③建议应用万古霉素 1 g q12h 联合美罗培南 1 g q8h，抗感染治疗；④患者病情危重，向家属交代病情，建议心电监护，监测生命体征；⑤预约床旁超声、胸部 CT 平扫待结果回报。下病重通知，予以心电监护监测。入院第 2 天行全院会诊病历讨论。感染科主任医师：追问病史，患者 1 周前到外地旅居时一直吃外卖凉食，出现发热前

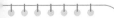

洗澡时自觉寒冷，未在意，结合目前查体、辅助检查，符合细菌感染，外院血培养提示革兰氏阳性菌，目前应用抗生素治疗感染指标控制有效，继续用药治疗。呼吸科主任医师：患者重度细菌感染诊断成立，胸部 CT 平扫示右肺下叶纤维条索及少许硬结灶，未提示肺部炎症改变。目前患者腹胀，未触及压痛、反跳痛，宫体未触及压痛、反跳痛，宫内感染不除外，广谱抗生素有效，同意目前方案继续治疗。ICU 主任医师：患者目前宫内感染，有细菌感染、脓毒血症，无腹部体征，完善腹部 CT 检查，待除外腹部外科疾病，如肠梗阻、阑尾炎等。动态监测血常规、电解质、凝血功能、血气分析、乳酸、CRP、PCT，注意纠正电解质紊乱。建议积极引产，注意及早识别 DIC 发生。监测尿量。患者目前血液高凝状态，去除病因后给予抗凝治疗。监测降钙素原，待除外胎盘早剥发生。继续应用目前抗感染药物治疗。

随即行乳酸依沙吖啶 100 mg 羊膜腔内注射术。手术过程顺利。入院第 4 天胎儿胎盘自然排出，胎儿身长 20 cm，外观未见畸形，欠新鲜，胎盘脐带未见异常，胎膜完整，阴道出血约 60 mL，胎盘送病理。继续抗生素抗感染治疗。血培养回报：伊氏李斯特菌，立即在 24 小时内报告我院疾控处，填写个案单增李斯特菌调查表。病理回报：（胎盘）急性胎盘炎症；急性绒毛膜羊膜炎；孕晚期胎盘，绒毛干及各级绒毛发育正常，绒毛周可见大量中性粒细胞浸润；脐血管三根，两动脉一静脉，比例正常，血管内可见血栓形成。患者体温逐渐恢复正常，各项化验指标回报正常，复查子宫超声未见明显异常。入院第 15 日出院。

出院诊断：宫内感染（单核细胞增生李斯特菌）、急性胎盘炎症、急性绒毛膜羊膜炎、脓毒血症、胎死宫内、孕 4 产 0（孕 23周、头位）（已引产）、胎膜残留、宫腔积血。

【随访】

患者出院 1 周复查超声、血常规、肝肾功能无异常。

病例分析

李斯特菌（listeria monocytogenes，LM）感染的特点包括以下几方面。

1. 李斯特菌的生物学特征

LM 感染是一种食源性感染性疾病，LM 为革兰氏阳性菌兼性厌氧菌，在自然界中广泛分布。文献报道，在所有人群中，LM 感染的发病率为（$0.1 \sim 11.3$）$\times 10^{-5}$，而妊娠期 LM 发病率为（$5.0 \sim 25.2$）$\times 10^{-5}$，活产儿 LM 感染发病率为（$8.6 \sim 17.4$）$\times 10^{-5}$。妊娠期 LM 感染发病率为非妊娠人群的 18 倍。据统计，在散发 LM 感染病例中，对其家庭冰箱中进行检查的结果显示，11% 患者因食用污染食品而发生 LM 感染，64% 家庭冰箱中至少有 1 种食品被 LM 污染。由于晚孕期孕妇存在免疫缺陷细胞介导的免疫反应，因此妊娠期 LM 感染主要发生在晚孕期。该患者追问病史有吃外卖凉食史，妊娠期均为 LM 感染的高危因素。

2. 妊娠期单核细胞增多性李斯特菌感染对母儿的影响

孕妇 LM 感染的临床表现主要为轻微流感样症状，主要包括发热、恶心、呕吐、背痛、肌肉痛等，其中发热与腹痛表现最为明显。研究表明妊娠早中期感染 LM 易导致早产、流产与死胎，妊娠晚期感染则会将病菌传染给胎儿及新生儿，引起胎盘污染、新生儿窒息、死亡等。LM 感染孕妇通常在胎儿宫内窘迫发生前 1 ～ 14 天，即出

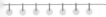

现非特异性症状，并引起胎儿 LM 感染，LM 感染胎儿的死亡率高达 27%～33%。该患者 1 周前外地旅居吃凉食史，发热前觉胎动减少，推断胎儿已经被感染，后发热同时发现胎死宫内，考虑为 LM 感染所致。

3. 妊娠期单核细胞增多性李斯特菌感染的诊断及处理

孕妇 LM 感染由于缺乏食源性病原体相关的消化道症状，常表现为流感样症状及全身乏力，临床诊断较为困难，从而导致延误诊断及治疗。LM 感染孕妇的血常规结果多提示白细胞增高，而非单核细胞增高。目前，比较公认的妊娠期 LM 感染诊断方法为在无菌标本中分离出 LM。因此，临床可进行血液、羊水、宫腔分泌物、胎盘组织培养等辅助检查对孕妇 LM 感染进行确诊，并且产后胎盘组织的病理学检查可发现微小脓肿。妊娠期 LM 感染治疗需要感染科及儿科专家团队协作。对孕妇 LM 感染的早期诊断及处理，可改善新生儿预后，对于细菌标本培养提示存在高危因素的可疑 LM 感染孕妇，部分医生建议及时使用抗菌药物治疗。LM 可在细胞内以寄生的生存方式，使其免受宿主固有和适应性免疫反应的影响。因此，对于 LM 感染的抗菌药物治疗，应选择可穿透宿主细胞，并且能在宿主细胞内环境中保持稳定的药物。

妊娠期单核细胞增多性李斯特菌感染的预防，目前尚无针对 LM 的疫苗。我国自 2000 年开始监测食品 LM，LM 感染率较高的食品主要为肉制品（特别是未加工的生肉制品），污染率高达 30%，其中生鸡肉、生猪肉导致的 LM 感染率分别位居前 2 位，因此孕妇应避免食用不洁饮食及未经加工的生肉制品。

曹彦君、刘军病例点评

该患者为中期妊娠合并李斯特菌感染致胎死宫内，追问病史及综合患者李斯特菌问卷调查，考虑患者李斯特菌感染可能与冰箱凉食受李斯特菌感染而被其误食有关。入院后予以积极完善必要检查、密切监测患者生命体征及一般情况，迅速组织全院病例讨论，寻找病因，及时抗感染治疗，在保证母亲安全的前提下，积极终止妊娠，确保了患者的生命安全，诊治及时、有效，结局良好。

我国及美国有关问卷调查结果显示，绝大多数孕妇不知道 LM 及其危害，以及可通过避免食用某些食品预防 LM 感染。因此，对于普通人群尤其是孕妇群体，进行 LM 感染相关知识的宣传及健康教育极其重要。综上所述，对于妊娠期 LM 感染重在预防，早期诊断和早期积极治疗，可明显改善该病母儿结局。但是，由于孕妇 LM 感染的临床症状无特异性，对于妊娠期发生流感样症状尤其伴有发热的孕妇，临床应该予以高度重视并积极处理。对于产科医生，应加强对妊娠期 LM 感染的认识，避免延误诊断及治疗，改善围产期结局。

【参考文献】

1. SONI D K, SINGH D V, DUBEY S K, et al. Pregnancy—associated human listeriosis: virulence and genotypic analysis of Listeria monocytogenes from clinical samples. J Microbiol, 2015, 53（9）: 653-660.

2. 贾忠兰，叶长芸、许丽风，等. 围产期李斯特菌感染 6 例的临床及分子特征. 中国感染与化疗杂志，2020，20（3）：282-287.

3. 张固琴，潘华勤，余方，等. 妊娠晚期单核细胞增生李斯特菌菌血症一例并文献复习. 中华全科医师杂志，2018，17（7）：551-553.

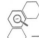
4. 李卉，谢成彬，蒋庆源，等. 妊娠期李斯特菌病临床分析. 中华妇幼临床医学杂志（电子版），2019，15（4）：396-402.

（卫雅娴　韩丽荣　整理）

病例 30　新型冠状病毒感染合并早期妊娠终止妊娠

病历摘要

【基本信息】

患者，女性，38岁，主因"停经42天，发现新型冠状病毒核酸阳性1天"入院。

现病史：患者平素月经规律，5/28天，LMP不详，2天前（停经40天）自测早孕试纸阳性。1天前于某医院行新型冠状病毒核酸筛查示鼻拭子核酸阳性，*ORF*基因Ct值20.574，*N*基因Ct值21.301；咽拭子核酸单基因阳性，*N*基因Ct值35.434；肛拭子核酸阴性。某区疾控中心复核阳性。患者无发热、咽干、咽痛，无咳嗽、咳痰，无鼻塞、流涕，无肌肉酸痛，无腹泻、味/嗅觉异常。急诊以"停经待查、新型冠状病毒感染"收入院。

流行病学史：入院前1天某市场出现新型冠状病毒感染病例，患者家属于该市场工作，家中10人共同居住，社区组织查抗原检测，其中4人新型冠状病毒抗原阳性，患者抗原阳性，于某医院行新型冠状病毒核酸筛查示鼻拭子核酸阳性。患者已接种科兴疫苗2剂。入院前2周内7次院外口咽核酸均为阴性。

既往史：平素健康状况良好，否认高血压、冠心病、糖尿病病史，否认其他传染病病史，否认食物、药物过敏史，否认手术、外伤史。

个人史：生于外省，在本市工作，中学文化程度，从事个体经营职业，无冶游史，否认吸烟史，否认饮酒史。

月经 / 婚育史：孕 3 产 2，2016 年自娩一足月活女婴，2020 年自娩一足月活男婴，现均体健，2021 年人工流产 1 次。

【体格检查】

体温 36.2℃，脉搏 92 次 / 分，呼吸 19 次 / 分，血压 131/99 mmHg，心律齐，双肺未闻及干湿啰音，腹软，无压痛，双下肢无水肿。

专科查体：外阴发育正常，毛发分布正常，无赘生物；阴道通畅，无畸形，无撕伤，黏膜正常，分泌物中，无异味；宫颈已婚型，无肥大、赘生物，质中，无糜烂，无接触性出血，无举摆痛；子宫后位，增大如孕 6 周，质中，形态规则，活动度可，无压痛；双侧附件区未及明显异常。

【辅助检查】

入院前 1 天某区疾控中心复核阳性。胸部 CT：未见异常。血常规：WBC 7.69×10^9/L，NE% 85.6%，LY% 7.5%，CRP 9 mg/L。入院当天我院（化学发光）新型冠状病毒抗体检测：2019-nCoV IgM 0.03 S/CO，2019-nCoV IgG 2.57 S/CO。血清淀粉样蛋白 A 测定：SAA 310.2 mg/L。CRP 38.2 mg/L。尿 hCG：阳性。血型：B 型，Rh 阳性。免疫八项：阴性。入院后 2 天血 hCG 33 589 mIU/mL。妇科彩超：子宫增大，宫内可见无回声，大小 19 mm × 13 mm × 10 mm，内似可见卵黄囊结构，双侧附件区未见明显异常回声包块。入院后 7 天血 hCG 95 892 mIU/mL。妇科彩超：子宫增大，宫内可见孕囊，大小 23 mm × 23 mm × 10 mm，似见胎芽，双侧附件区未见明显异常。

患者新型冠状病毒核酸鼻拭子检测结果如图 30-1 所示。

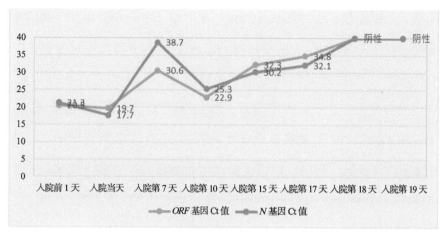

图 30-1　新型冠状病毒核酸鼻拭子检测结果

【诊断及诊断依据】

诊断：新型冠状病毒感染（无症状）、孕 4 产 2（宫内、孕 6 周）。

诊断依据：患者新型冠状病毒核酸筛查示鼻拭子核酸阳性，
ORF 基因 Ct 值 20.574，N 基因 Ct 值 21.301；咽拭子核酸单基因阳
性 N 基因 Ct 值 35.434；肛拭子核酸阴性。某区疾控中心复核阳性。
患者无发热、咽干、咽痛，无咳嗽、咳痰，无鼻塞、流涕，无肌肉
酸痛，无腹泻、味 / 嗅觉异常。胸部 CT：未见异常。诊断为新型冠
状病毒感染无症状感染者。根据孕产史，末次月经，月经周期，查
体及 hCG 阳性，超声提示宫内早孕，诊断孕 4 产 2（宫内、孕 6 周）。

【治疗经过】

患者入院后给予监测生命体征及新型冠状病毒核酸情况，给予
隔离观察、银丹颗粒口服对症治疗。结合患者孕产史、末次月经时
间、血尿 hCG 结果及妇科超声影响结果，诊断宫内孕。患者因计划
外妊娠，要求终止妊娠。于入院第 9 天在我院负压手术室行人工流
产负压吸引术，手术过程顺利，胎囊大小约 2 cm，新鲜。患者未诉

不适，无副损伤，手术出血 10 mL。术后给予中药预防感染、促宫缩对症治疗，患者术后恢复好，阴道出血不多。患者无不适主诉，一般情况好，术后复查妇科彩超示子宫后位，大小正常，轮廓清楚，肌层回声尚均匀，子宫内膜清晰，厚 3 mm。双附件区未见明显异常。入院第 18 天、19 天患者连续 2 次间隔 24 小时呼吸道新型冠状病毒核酸标本 Ct 值大于 35，根据《新型冠状病毒肺炎防控方案（试行第九版）》诊疗标准，符合出院标准。予以通知出院，共住院 21 天。

【随访】

患者出院后新型冠状病毒核酸检测均为阴性，术后 1 个月我院应急筛查门诊随访，术后恢复良好。

病例分析

1. 确诊妊娠

患者为育龄女性，入院前自测尿妊娠试验阳性，入院后妇产科会诊完善检查确诊宫内孕。因新型冠状病毒感染住院者多数需在住院后完善 CT 等放射性检查，且患者在隔离病区内一旦发生紧急情况，如异位妊娠、不全流产出血等处理难度较普通病房增加，因此对于因新型冠状病毒感染入院治疗的育龄期女性，接诊医生应详细询问其月经和婚育史，积极完善妊娠反应试验，避免遗漏妊娠相关诊断。在对新型冠状病毒感染十一大症状中腹泻、乏力、头晕、恶心等的鉴别诊断不要忽视妊娠可能。

2. 终止妊娠的选择

患者因计划外妊娠主动要求终止妊娠，行人工流产负压吸引术。由于妊娠期的生理变化，感染新型冠状病毒的孕妇比普通人更易感染呼吸道病毒并发展为严重的肺炎。感染新型冠状病毒母体的患病率及死亡率与非妊娠人群相比都显著增加。有文献报道，新型冠状病毒母婴垂直传播概率约为 3.2%。还有研究认为感染新型冠状病毒会导致各种妊娠并发症，影响胎儿及新生儿的发育直至成年。《妊娠期与产褥期新型冠状病毒感染专家建议》提出新型冠状病毒感染不是终止妊娠的指征，终止妊娠的指征取决于孕妇的疾病状况、孕周及胎儿情况。因此，早孕期感染新型冠状病毒的妊娠患者要在充分知情前提下，遵患者意愿选择是否终止妊娠。如患者要求终止妊娠，终止早期妊娠的手术属于限期手术，拟终止妊娠的女性不宜因外界因素等待过久，以避免孕周增加而增加手术难度和手术并发症的风险。

3. 关于人工流产手术总结以下经验

（1）人工流产手术在我院负压手术室进行。

（2）由于应急病区结构和路线的特殊性，我院在手术前提前规划手术路线及制定各环节人员分工，在行政部门参与指导下多学科模拟演练两次，包括一次线上推演和一次线下实地演练，演练时计算各环节耗时等细节因素。对术中可能发生的子宫穿孔、大出血（术中需临时输血）、人工流产综合征、麻醉意外等突发情况均提前制定应急预案。

（3）手术时准备两组手术医生以保障术中出现突发情况时可及时轮换，避免因呼叫其他医生和穿脱防护装备延误抢救。

（4）因人工流产手术术中存在血液喷溅可能，医护人员要加强防护。

（5）为保障负压手术室内外、隔离区内外通讯畅通，为专人配备隔离区专用通信设备并提前在隔离病房及负压手术室准备联络通讯表。

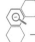
（6）有条件的情况下尽量选择麻醉镇痛下手术，减轻患者痛苦，同时避免患者因疼痛出现喊叫等导致飞沫喷溅，增加职业暴露风险，如不实施麻醉镇痛行人工流产手术，需为患者佩戴 N95 口罩。

（7）手术间外备应急处理箱，制定术中发生职业暴露紧急处理流程。

（8）尽量使用一次性手术包及用品。

（9）因术中穿戴防护装备后操作力度及手感受影响，且临时安排超声医生进入负压手术室所需时间较长，因此患者手术时可根据具体情况直接在超声监测下进行或超声医生提前穿戴防护装在手术室外随时待命。

🗒 伊诺、刘军病例点评

本病例对妊娠期合并新型冠状病毒感染时病毒对母婴带来的危害进行了详细分析，结合患者意愿，做好充分的术前准备前提下，及时实施了麻醉镇痛下人工流产负压吸引术，降低了该孕妇进展为危重症的风险。

本病例针对手术的多个环节，包括手术间、路径、隔离防护、人员配备及特殊情况处理等，术前做了充分的思考和准备，以防止新型冠状病毒传播，并结合新型冠状病毒呼吸道传播的特点，为避免飞沫传播，采取了无痛手术方式。此外为确保人工流产术一次成功，防止二次手术增加新型冠状病毒传播风险，术中进行超声监测，手术准备较完善，保障了医疗安全。

【参考文献】

1. QIAO J. What are the risks of COVID-19 infection in pregnant women. Lancet，2020，395（10226）：760-762.

2. VILLAR J，ARIFF S，GUNIER R B，et al. Maternal and neonatal morbidity and mortality among pregnant women with and without COVID-19 infection：the INTERCOVID multinational cohort study. JAMA Pediatr，2021，175（8）：817-826.

3. KOTLYAR A M，GRECHUKHINA O，CHEN A，et al. Vertical transmission of coronavirus disease 2019：a systematic review and meta-analysis. Am J Obstet Gynecol，2021，224（1）：35-53. e3.

4. DANG D，WANG L，ZHANG C，et al. Potential effects of SARS-CoV-2 infection during pregnancy on fetuses and newborns are worthy of attention. J Obstet Gynaecol Res，2020，46（10）：1951-1957.

5. 中国医师协会妇产科医师分会母胎医师专业委员会，中华医学会妇产科学分会产科学组，中华医学会围产医学分会，等 . 妊娠期与产褥期新型冠状病毒感染专家建议 . 中华围产医学杂志，2020，23（2）：73-79.

（丛集美　周明书　整理）

笔记